Reisinger | Menstruation. 100 Seiten

* Reclam 100 Seiten *

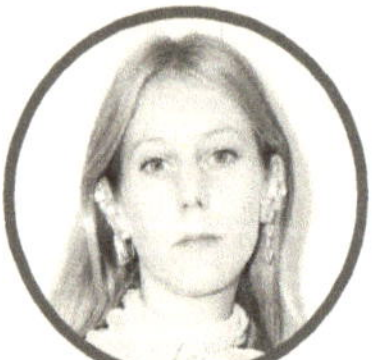

JOVANA REISINGER ist Autorin, Filmemacherin und bildende Künstlerin. Mit ihrem Buch *Spitzenreiterinnen* war sie 2021 für den Bayerischen Buchpreis nominiert. 2020 erschien ihr essayistischer Roman *Enjoy Schatz*. Seit 2020 schreibt sie die Menstruationskolumne *Bleeding Love* für die *VOGUE*, seit 2023 die »Single-Kolumne« für die *F.A.Z.*

Jovana Reisinger

Menstruation. 100 Seiten

RECLAM

2023 Philipp Reclam jun. Verlag GmbH,
Siemensstraße 32, 71254 Ditzingen
Umschlaggestaltung: Philipp Reclam jun. Verlag GmbH
nach einem Konzept von zero-media.net
Infografiken (S. 49/50): annodare GmbH, Agentur für Marketing
Bildnachweise: S. 7: Ellen Heydenrych; S. 17: Wikimedia Commons / Thomas Steiner; S. 19: Wikimedia Commons / Sciencia58; S. 61: Melting Spot / Alamy Stock Foto; S. 81: picture alliance / empics / Kirsty O'Connor; Autorinnenfoto: © Thomas Gothier
Umschlagmaterial: Creative Print, Schabert
Druck und Bindung: Esser printSolutions GmbH,
Untere Sonnenstraße 5, 84030 Ergolding
Printed in Germany 2023
RECLAM ist eine eingetragene Marke
der Philipp Reclam jun. GmbH & Co. KG, Stuttgart
ISBN 978-3-15-020707-9

Auch als E-Book erhältlich

www.reclam.de

Für mehr Informationen zur 100-Seiten-Reihe:
www.reclam.de/100Seiten

Inhalt

»Die hat wohl ihre Tage«

Einer der nachhallendsten Sätze meiner Kindheit und Jugend konnte mich wiederholt mit enormer Sprengkraft in die Schranken weisen – selbst, wenn er nicht an mich gerichtet wurde. Manche (gute) Sätze können das. Sie erschaffen auf mehreren Ebenen eine neue Realität. Sie enthalten einen Richtwert, eine Mahnung, eine Konsequenz und manchmal, wie in diesem Fall, eine Demütigung. Es handelt sich dabei um einen denkbar einfachen Satz. Viel eher eine Vermutung als eine Feststellung. Er kommt vielleicht daher wie ein Erklärungsversuch, dient aber lediglich der Abwertung. Schon lange, bevor ich selbst anfing zu menstruieren, bevor ich wusste, dass es einen Uterus gibt und die Hälfte der Weltbevölkerung so etwas in sich trägt, bevor ich zum ersten Mal diese Form der Schmerzen erlebte, wusste ich, dass Menstruieren etwas Entsetzliches sein muss. Aber das dachte ich nicht aufgrund von mangelndem medizinischem Wissen oder gar Desinteresse, diskriminierenden Arbeitsstrukturen oder einer historisch manifestierten Angst vor (giftigem) Menstruationsblut. Nein, es war ein anderer Verdacht, der in mir auf fruchtbaren Boden fiel. Denn mit dem einfachen Satz, der beinah neutralen Mitteilung: »Die hat wohl ihre Tage« war alles gesagt, was notwendig schien. Ein Situationsbericht. Auskunft und Aufspürung.

Diese Person, an die der Satz gerichtet oder über die er gesagt wurde, ist gerade nervig, laut, traurig, unzurechnungsfähig, hysterisch, unzumutbar, ruhestörend, unerfreulich, peinlich, nervenaufreibend, provozierend – und wenn nichts davon, so ist sie zumindest anders als sonst. Diese Person erlebt offenbar etwas, was aus ihr zeitweise einen anderen Menschen macht. Einen, den andere nicht mögen. Der andere belästigt, zu viel Raum einnimmt, zu viel einfordert und sich generell mal lieber zurücknehmen sollte. Also eine Variante, die man selbst nicht sein sollte, möchte man nicht weiter auffallen und nicht als ärgerlich diskreditiert werden.

Nun kommt so ein Satz (und andere damit vergleichbare) nicht unbedingt nur aus dem Mund von cis-männlichen Personen, die, sofern zusätzlich *weiß* und heterosexuell, am meisten von patriarchalen Strukturen profitieren – sondern auch von Menstruierenden selbst. Was freilich relativ einfach mit ihrer Sozialisierung in diesen patriarchalen Systemen (wie unserer Gesellschaft) zu erklären ist. In meinem Heranwachsen habe ich diese stetige Abwertung der Menstruation (oder der menstruierenden Person) bei den unterschiedlichsten Menschen im Umfeld erlebt – nicht zuletzt bei jenen, die es gerade selbst erlebten. Sich für einen Umstand zu entschuldigen, der wirklich nicht gut kontrollierbar, der weder selbst herbeigeführt noch verschuldet ist, entspricht exakt dem Klischee, auf dem die Demütigung fußt. Ich korrigiere: Es wird geradezu eingefordert. Die Abwertung von außen also anzunehmen, zu verinnerlichen und sich selbst kleinzuhalten – damit es andere gar nicht mehr erledigen müssen und das System sich selbst erhält. Das wird von Frauen nicht nur gefordert, sondern ihnen seit Jahrhunderten beigebracht.

Frauen, so das klassische Verständnis der binär strukturierten, patriarchalen Gesellschaft, dürfen nicht zu viel wollen, nicht zu viel fordern, geschweige denn Raum einnehmen. Vor allem nicht mit Frauenthemen. Denn die sind wie sie selbst zweitrangig, uninteressant, nebensächlich und irrelevant. Nun ist das Leben als weiblich gelesene Person in so einer Welt eh schon anstrengend genug (und je mehr Marginalisierungen sie betreffen, umso mühsamer wird's), aber wohl auch deshalb ekstatisch widersprüchlich. Denn, so die auch befreiende Erkenntnis: Wie sie es machen – sie machen es falsch. Das lässt sich problemlos auf jeden Lebensbereich übertragen. Single oder in einer Beziehung? Mutter oder kinderlos? Schön oder hässlich? Karrierefrau oder in einem nicht angesehenen Beruf tätig? Reich oder arm? Konsumentin oder verzichtend?

Die Überzeugung, sich fortan die Kirschen aus jedmöglicher Sahnehaube herauszupicken und sich von tradierten Rollenverständnissen nicht beeindrucken zu lassen. Ist der Ruf erst ruiniert, lebt es sich ganz ungeniert. Schamlos. Was freilich leichter gesagt, geschrieben, gefordert ist als getan. Die Erkenntnis, dass auch ich eine hoffnungsvolle Träumerin bin, eine, die sich an guten Tagen eine andere Welt, andere Gesellschaft und andere Erfahrungen vorstellen kann. Die Erfahrung, dass auch ich nicht selten an Anforderungen, Stereotypisierungen, Klischees und nicht zuletzt an meinem Körper scheitere.

Ich tropfe. Ein undichter Körper.

Eine Frau soll also schön sein, aber nicht zu schön. Sie darf sexy sein, aber nicht sexuell. Also eine Augenweide, ein Augenschmaus, aber sich dessen nicht bewusst. Wenn sie es weiß, soll sie nicht damit arbeiten, damit spielen, damit reizen. Verstehen Sie mich nicht falsch. Eine Frau darf natürlich alles. Aber gleichzeitig auch herzlich wenig. Nicht zu provokant, zu fordernd, zu gefährlich sein. Eine Frau, die bereits durch ihr Erscheinungsbild (Look, Outfit, Pose, Attitüde) zu viel Raum einnimmt, ein Begehren artikuliert (Status, Sex, Macht usw.) wird nicht selten mangelnder Intelligenz bezichtigt (Tussi, Barbie) oder als auf den Mann fixiert beschrieben (was ein interessanter Vorwurf ist, ist das doch das Grundprinzip dieser gesellschaftlichen Struktur). Eine Frau soll lieb sein, das heißt ihrer Natur (wer hat sich das ausgedacht?) entsprechend fürsorglich, mitfühlend, empathisch, sanft und gutmütig. Eine Frau soll folglich Platz machen, sich zurücknehmen. In diesem Verständnis für den Mann. Das bitte überall – in der Gesellschaft, bei ihrer Arbeit, in ihrem Haus, in ihrer Wohnung, in ihrem Bett, in ihrem Körper, in ihrem Herzen, in ihrem Gehirn. Männer, so die lange Zeit populäre Annahme: das starke Geschlecht, verdienen all das Schöne, Gute, Prächtige (Geld, Status, Macht, Gesundheit usf.) und mögen nicht mit Frauenleiden konfrontiert werden. Dafür entschuldigen sich dann die Leidenden. Es werden Vorkehrungen getroffen. Tabus. Stigmatisierungen. Verbote. Regeln. Moralische, ethische, gesellschaftliche Konstrukte.

Es ist ein irrsinniger Widerspruch.

Denn gleichzeitig wird gemäß dieser Logik ein weiblich gelesener Körper permanent bewertet, kategorisiert; über ihn wird auf unterschiedliche Weise bestimmt und verfügt. Das geht von Bevorzugung (Schönheit), Übergriffen (Catcalling, Berührungen, Vergewaltigung), Gesetzen (Abtreibungsregelung), Benachteiligung (jegliche Form von Lücke: ob Gender Pay, Orgasm, Pension oder Care Gap) nahtlos über zu sexistischer Medizin (mangelnde Erforschung des weiblichen Körpers), fehlender Sicherheit (unzureichendem Schutz vor partnerschaftlicher, sexualisierter oder genderbasierter Gewalt, aber auch die lange Zeit ausschließliche Verwendung männlich gebauter Crash Test Dummys) bis hin zu einem niedrigeren Status.

Dieser geringere Status betrifft alles im Leben. Er betrifft die Gesundheit, den Schutz, die Literatur, Filme, Theater, die Künste an sich, die Arbeitsstrukturen, die Lebensqualität. Werden Umstände, die fünfzig Prozent der Weltbevölkerung betreffen, tabuisiert, verschwiegen, ignoriert, banalisiert und gleichzeitig pathologisiert, hat das enorme Auswirkungen auf individueller, aber auch auf gesamtgesellschaftlicher Ebene. Macht, Ignoranz, Politik.

Die Menstruation ist so ein Thema. Dieser im Zyklus auftretende, regelmäßig stattfindende, Hormone verändernde Vorgang betrifft die Hälfte der Menschheit – und dennoch schaffte es die andere Hälfte, die, deren Körper es eben nicht direkt betrifft, dieses Thema jahrtausendelang zu einem minderwertigen und nichtigen zu machen. Nicht der Rede wert. Das bedeutet: keine Relevanz. Weder in der Forschung, in der Kunst, in der Staatsführung noch in der Gesellschaft. Keine Anerkennung, Teilnahme oder Fürsorge.

In diesem Monat menstruieren weltweit circa 1,8 Milliarden Menschen. Ich auch. Ich menstruiere übrigens sogar exakt in dieser Sekunde, in der ich diesen Text schreibe. Ich sitze hier an diesem Schreibtisch und weiß, dass seit drei Tagen Blut, Schleimhäute und Sekrete aus mir heraustropfen und -fließen. Dass sie es, sollte ich nicht (ungewollt) schwanger werden, in wenigen Wochen wieder tun. Immer wieder, bis es irgendwann aufhört und ein anderer Lebensabschnitt, die Menopause, beginnt. Tropf, tropf.

Ich weiß, dass ich mich schon in wenigen Tagen anders fühlen werde: besser, gelöster, schöner, schneller, schlauer, begehrenswerter und leistungsfähiger. Ich weiß, dass ich heute mehr Schlaf brauche, eine Wärmflasche, Medikamente und besonders erdig schmeckende Speisen, manchmal auch blutiges Fleisch. Ich weiß, dass ich die Trauer, die Ängste, die Emotionalität, die ich heute Morgen verspürte, auch auf die Tage zurückführen kann. Ich weiß, dass sie wieder weggehen, weniger und leiser werden. Tropf, tropf, tropf.

Wo befinde ich mich? Ein menstruierender Körper an seinem Arbeitsplatz, in einem Büro, das er mit fünf anderen menstruierenden Körpern teilt. Hauptberuflich Schriftstellerin, Filmemacherin, bildende Künstlerin, bald auch im Theater, sowohl als Autorin als auch Regisseurin, erste Schritte im Hörspielsektor. Ein kreatives, offenes, sich als progressiv verstehendes Umfeld.

Glück gehabt. Das sind andere Voraussetzungen, wenn in einem Umfeld gelebt und gearbeitet werden kann, in dem über die Menstruation gesprochen wird. In dem sich niemand für ihre oder seine Blutung schämen muss. In dem die Hemmschwelle niedrig ist. Keine Selbstverständlichkeit.

Es ist eine andere Situation, wenn darüber geschwiegen, sich geschämt, sich versteckt wird. Eine Gegenidee: Period Positivity ist eine Haltung, eine politische Forderung und eine Einladung. Ein Versuch, die Stigmatisierung aufzulösen. Etwas, das so fest verankert zu sein scheint, aufzubrechen.

Das bedeutet nicht, alles von der positiven Seite zu sehen, aus jedem Schmerz eine Chance und aus jeder Niederlage eine Erkenntnis zu machen. Es geht um etwas anderes. Weniger Ängste. Mehr Handlungsspielraum. Aufklärung.

Während ich hier also sitze, das Blut, die Sekrete, die

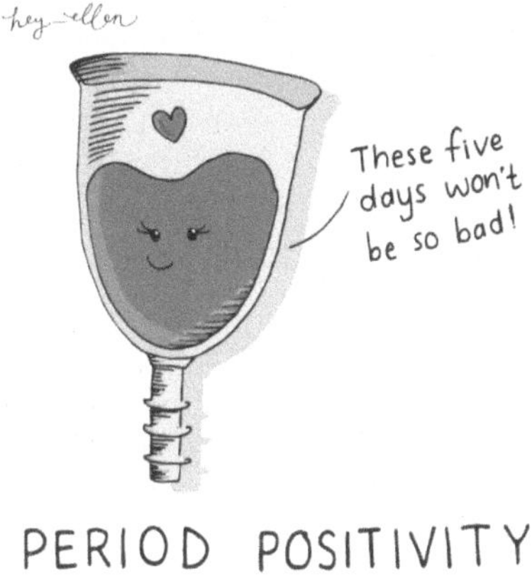
hey-ellen
These five days won't be so bad!
PERIOD POSITIVITY

Period Positivity wird insbesondere in den sozialen Medien immer wichtiger.

Schleimhäute aus mir ausscheide, kann ich zwar an all die anderen soeben Blutenden denken, aber ich fühle es doch nur für mich. Wie es tropft, wie es krampft, wie es zieht. Manchmal tut es das aber auch nicht. Zeitweise kommt sie ohne Ankündigung, ohne Leiden. Was bleibt mir anderes übrig, als sie möglichst neutral zu betrachten, als einen Teil von mir, eine Körperfunktion, einen automatischen Mechanismus?

Es ist das 21. Jahrhundert und wir sprechen über die Menstruation, als wäre sie eine Neuheit. Ein verwegener Flüssigkeitsverlust. Informationslücken, Ahnungslosigkeit. Das hier ist ein Versuch der Verschriftlichung. Sie ist ungenau, unvollständig, kurz und durch Anekdoten bereichert. Ein Schreiben in Kreisbewegungen, so passend. Selbst dieser Einstieg, nein, nicht einmal die Themenwahl ist eine geniale Eingebung. Beide stehen in einer zu häufig verschmähten Tradition. Ich reihe mich ein. Andere haben den Weg bereitet. Einige von ihnen bluteten ebenfalls, sicherlich auch während ihrer Arbeits- und Geschäftszeiten. Einmal sagte ich im Scherz, ich würde diesen Text nur blutend schreiben. Die Frage, ob meine literarische Arbeit dann eine andere sei? Ich kann diese Frage nicht beantworten. Nun ist es tatsächlich so gekommen. Ein hervorragender Moment, um Frieden zu schließen. Aber ein noch brillanterer Moment, um die, die es nicht am eigenen Leib betrifft oder je betroffen hat, in eine noch ungeahnte Verantwortungsposition zu ziehen.

Wenn ich menstruiere, menstruieren vier meiner Freundinnen mit. Wir fühlen uns manchmal dadurch verbunden (geteiltes Leid). Scherzen über die Synchronisation, obwohl wir Hunderte Kilometer voneinander entfernt leben und schon deshalb diese Theorie bei uns nicht stimmen kann. Wir pflegen einander, wenn wir uns am gleichen Ort befinden. Wenn ich menstruiere, sage ich meiner Freundin K. Bescheid, weil die kurz nach mir kommt. C. wiederum ist kurz vor mir dran. Wie ein Warnsystem, eine Abfolge, ein Staffellauf. Manchmal kommt es zu Unregelmäßigkeiten. H. arbeitet zu viel. T. ist immer pünktlich, die kann nichts aus der Fassung bringen. Wenn ich an den Tagen kurz vor dem Start der Blutung meine Arbeit, meine Entscheidungen, meinen Körper als minderwertig, mangelhaft und hässlich bewerte und/oder empfinde, erinnere ich mich an die kommende Blutung. Distanz, Einordnung. Nehme dadurch den Druck aus der harschen Kritik heraus und vor allem von mir. Hormonell bedingte Wahrnehmungsveränderung. Selbstzersetzung. PMS. Manchmal kann ich mich dann selbst auslachen. Warum passiert mir das gerade? Schnell den Menstruationskalender kontrollieren. Erkenntnisgewinn durch Protokollierung. Diese Regelmäßigkeit zu begreifen, hat Jahre gedauert. Ein entspannterer Umgang. Hilfe einfordern, wenn sie benötigt wird. Das Gefühl überwinden, zu viel zu sein. Kommunizieren.

Es gibt eine ähnliche Bewertungslogik für Menschen, die menstruieren, und jene, die sich dieses Themas annehmen. Nicht nur die Tätigkeit an sich wird als irrelevant bezeichnet, sondern auch die entsprechenden Werke belächelt man. Natürlich nicht ausschließlich. Nein, ganz und gar nicht. Es ist eine Wechselbeziehung: Anerkennung – Abwertung. Je nachdem, auf welchen Resonanzraum man trifft. Es geht letzten Endes immer um die Vergleichsgruppe, die Zuordnung und die Kategorisierung. Den Kontext. Denn andernorts gilt es als mutig, die Menstruation zum Thema zu machen. Als kämpferisch, aktivistisch. Die Rückführung auf den Körper. Wo befinde ich mich? Wo befinden Sie sich? Welcher sozioökonomischen Klasse gehöre ich, gehören Sie an? Wie lautet Ihre politische Agenda? Ihre Moralvorstellungen? Sind Sie einer Religion zugehörig? Wie wurden Sie erzogen? Wie gehe ich, wie gehen Sie durch die Welt, und wo treffen wir uns?

Es handelt sich um eine Welt, die soziale Stigmata und Scham rund um Körperflüssigkeiten, Körperfunktionen, sexuelle Gesundheit, Begehrensstrukturen und Geschlechter aufrechterhält. Diese Tabus beeinflussen nicht nur unser Wohlbefinden, sondern auch unseren Alltag. Unsere künstlerischen Werke. Was gilt als wertvoll, erzählenswert, kritikwürdig, schlichtweg als richtige, herausragende, wichtige Literatur, Film, Theater – als echte Kunst?

Seit 2020 schreibe ich eine Kolumne für *Vogue Deutschland*, die sich der Periode widmet. Sie heißt *Bleeding Love* und erscheint unregelmäßig regelmäßig (so wie häufig die Blutung selbst). Dieses Engagement habe ich Alexandra Bondi de Antoni zu verdanken, die mich als Kolumnistin anfragte und betreute. Als sie die *Vogue* verließ, übernahm Maria Hunstig als Features Director die Betreuung. 2022 wechselte die Chefredaktion von Christiane Arp zu Kerstin Weng. Das mag nun nicht besonders wichtig für diesen Text erscheinen, eher wie ödes Namedropping, ist es aber durchaus. Alexa und ich kennen uns schon lange, aber Maria und ich haben uns nicht zuletzt durch die gemeinsame Arbeit bei und für *Vogue Deutschland* angefreundet. Was auf persönlicher Ebene ein unbestritten schöner Umstand ist, kommt auf beruflicher Ebene einer Schwesternschaft gleich.

Frauen in Führungspositionen haben beschlossen, einem tabuisierten Thema Raum zu geben – und eine große Reichweite. Sie haben sich in eine Position gebracht, in der sie nicht nur etwas ausprobiert haben (und mich etwas ausprobieren ließen), sondern auch dafür kritisiert wurden und noch immer werden. Die internen Wechsel sind dahingehend interessant, dass die Kolumne bestehen blieb und ich von *Vogue* nicht nur alle Freiheiten, sondern auch Unterstützung erhalte. Wenn etwa auf dem *Vogue-Deutschland*-Instagramkanal ein Zitat aus der Kolumne gepostet wird, finden sich darunter immer (trans*-)feindliche, beleidigende und amüsant aufgebrachte Kommentare, in denen von Ekel, Abscheu und lächerlichem Gejammer zu lesen ist. Ob und falls ja, welche Reaktionen außerdem auf Stories oder per Mail kommen, weiß ich nicht. Konfrontation. Löschung der Hasskommentare. Konzentration auf die positiven Rückmeldungen. Weitermachen. Wozu? Der Wunsch nach Veränderung oder Vermarktung durch Aufreger? Die eigene Positionierung, die zugleich eine genauere Einordnung ergibt. Die feministische Autorin, die (natürlich) auch über die Blutung schreibt. Tradition, Kreislauf, Demut.

Zu Recht gibt es auch innerhalb feministischer Bewegungen Kritik an solchen Formaten. Unterliegen diese Initiativen einem (ehrlichen) Veränderungswillen oder doch nur kapitalistischen Marktstrategien, Hypes und Pinkwashing? Von einem Mitglied der Gruppe Kritische Medizin München wurde mir der Ausverkauf feministischer Themen vorgeworfen. Sie sagt, dass Modezeitschriften, die mit unrealistischen Schönheitsstandards werben, im Extremfall Essstörungen begünstigen, was übrigens dazu führen kann, dass die Menstruation ganz ausbleibt. Daher erscheint es ihr fragwürdig, ausgerechnet für so ein Medium zu schreiben. Berechtigt?

Die Frage: Inwieweit spiegeln solche Artikel, Texte, Essays, Kolumnen (usw.) politische Bestrebungen, Diskurse wider und gehen tief genug, um gesellschaftlich akzeptierte Normen und Moralvorstellungen in Frage zu stellen? Ist das überhaupt der Anspruch? Können sie es denn? Whit Stillman hat mir einmal gesagt: Wenn man die Gesellschaft verändern will, muss man den Mainstream unterwandern. Daran klammere ich mich fest. Widersprüche aushalten. Wechselbeziehungen standhalten. Das ist meine Position.

Was ist denn die Ihrige?

Es ist denkbar einfach. Schon über die Menstruation zu sprechen, ist ein klares und ein effektives Mittel, um Vorurteile abzubauen und neue Realitäten zu erschaffen. Das liegt an der Sprache an sich. Sie trägt schließlich eine alles verändernde Kraft und enormes Potenzial in sich. Langatmige, hitzige, egoistische Debatten über genderneutrale, inklusive Sprache sind Zeugnis dessen. Ständige Beteuerungen, dass doch alle mitgemeint seien. Dafür braucht es große Vorstellungskraft. Was nämlich keine Begriffe hat, nicht benannt oder verschwiegen wird, ist nicht existent. Existenz durch Wortgebung.

Positiv über die Periode zu sprechen, davon bin ich wirklich überzeugt, ist die Grundlage für eine zumindest in diesem Punkt aufgeklärte, interkulturell-solidarische Gesellschaft. Positiv heißt auch unterstützend, fürsorglich, tatsächlich mitdenkend. Wir brauchen eine Neubewertung. Jetzt, wo weltweit Rechte von Frauen, von trans*-, nicht-binären-, queeren, inter- und homosexuellen Menschen weiter eingeschränkt werden. Genau dort müssen wir hinsehen und agieren. An exakt diesen fragilen Stellen, bei denen so viel auf dem Spiel steht. Unsere Sicherheit. Wie sprechen Sie über die Periode – im privaten, im Arbeitskontext, im öffentlichen Raum?

In meinem zweiten Roman *Spitzenreiterinnen* (Verbrecher Verlag, 2021) gibt es eine prominent gesetzte Menstruationsszene. Nun kann ich problemlos von mir behaupten, dass mich das Thema interessiert, weil es mich betrifft. Dass sich meine Schamgrenzen durch die Kolumnenarbeit verschoben haben und sich generell der Diskurs veränderte. Dass es völlig problemlos war, diese Szene zu schreiben und in Romanform zu veröffentlichen. Mich interessiert aber die Bewertungslogik dahinter. Wie werden schreibende Frauen be- und mitunter verurteilt? Der erste und meiner Meinung nach schönste Verriss zu *Spitzenreiterinnen* griff eben jene Szene auf, um unter anderen meinen, so die Verfasserin, »männerhassenden Feminismus« und meine »selbstmitleidige(n), von sexistischen Männern eingeschüchterte Püppchen« zu entlarven.

In dieser Szene geht es um Lisa. Lisa hat Probleme mit der Reproduktion und wird aufgrund einer Fehlgeburt zu Beginn des Romans verlassen. Lisa joggt im hinteren Drittel des Romans durch einen Park und legt sich kurz ins Gras. Da kommt eine Parkangestellte und sagt ihr, dass sie da nicht liegen dürfe – und dass sie blute. Beide Frauen schauen sich das Blut auf

Lisas Beinen an, ohne Schock, Ekel oder sonderlich ausgeprägten Handlungsbedarf. Lisa geht nach Hause, und dabei schießt übertrieben viel Blut aus ihr heraus. Ein dramaturgischer Kniff, eine kleine Überspitzung, um auf die irritierend falsche Vorstellung von der Menge an ausgeschiedenem Menstruationsblut hinzuweisen. Sie entscheidet sich in diesem Moment übrigens gegen eigene Kinder und bemüht sich erst gar nicht, die Blutung zu kontrollieren oder zu verstecken. Die Rezensentin fragt nun in ihrem Text, ob die Frau denn keinen Waschraum habe. Das ist eine interessante, berechtigte Frage und greift (unfreiwillig) einen wichtigen Punkt auf, nämlich den des Zugangs. Wir müssen über Zugang zu Sanitäranlagen, Menstruationsprodukten und dabei auch über Klassismus nachdenken. Den Zugang zu Informationen und Entscheidungsmacht.

Vor Kurzem stand ich ratlos vor einem Bücherregal einer großen Buchhandelskette in einer deutschen Großstadt. Dieses Regal widmete sich der »Gesundheit« und hatte ein Fach für »Frauen« ausgeschildert. Darin befanden sich zwei Bücher über die Periode, eins über die Menopause und drei über das Kamasutra. Zwei Tage später besuchte ich eine andere Filiale einer anderen großen Buchhandelskette und suchte erneut das Gesundheitsregal. In dem Fach »Frauengesundheit« befanden sich zwölf Bücher über die Menstruation, ein Kochbuch zur Menstruation, zwei Selbsthilferatgeber, zwei Bücher über die Menopause und eins über die Pubertät. Zwar besänftigte mich die bessere Auswahl etwas, doch wurde ich beim Betrachten der unterschiedlichen Fächer wütend. Schlagartig sogar so, dass ich einer Person, die sich in einer Buchhandlung am anderen Ende des Landes befand, nicht enden wollende Sprachnachrichten schickte und aufgebracht etwas von Verantwortung, Niedertracht und Versagen raunzte.

Einige der Titel kamen krampfhaft positiv daher. Als handle es sich bei der Menstruation um eine Gegebenheit, die man lediglich umarmen müsste. Einige der Bücher griffen auf eine neoliberale, leistungsorientierte Sprache zurück. Auf Methoden der positiven Psychologie, der Selbstoptimierung, auf Wellnessslogans. Diese Regalfächer sind unzulänglich. Sie sind falsch benannt. Nicht alle Frauen menstruieren. Nicht alle, die menstruieren, sind Frauen. Die Menstruation ist kein Geschenk, kein Beleg für eine besondere Verbundenheit zur Natur oder eine übernatürliche, spirituelle Erfahrung. Aber was heißt das schon, wenn ich das hier formuliere. Jede Menstruation ist anders und so auch die Person, die menstruiert. Die Bücher waren übrigens ähnlich gestaltet. Es gab viel Rosa, viel Pink. Gendergerechtes Marketing.

Am 8. März gab es auch in dieser Filiale Tische, die sich feministischen Themen widmeten. Ich sah zig Schaufenster in unabhängigen Buchhandlungen. Die Auswahl veränderte sich. Verlage publizieren inzwischen mehr Frauen. Oder wirkt es nur so, weil sie in den Programmvorschauen prominent vorne platziert werden? Eindrücke müssen verifiziert werden. Es wurde nachgezählt. Der Eindruck täuscht häufig. Mist. Die Qualität der Auswahl der Bücher auf den Thementischen der großen Buchhandelsketten und die der unabhängigen Läden unterscheiden sich signifikant. Jetzt kann man sagen: Wenigstens gibt es überall eine Auswahl. So weit haben wir es schon mal geschafft.

Nun ist es offenkundig, dass es sich bei Feminismen nicht um Trendthemen handelt, sondern um politische Kämpfe, und dass die Künste ein Mittel sind, politische Kämpfe mitzugestalten. Dass feministische Diskurse seit ein paar Jahren (wieder) mehr Aufmerksamkeit erfahren und Produkte unter dieser Verschlagwortung bessere Sichtbarkeit erlangen, begehrter sind und durch ein gesteigertes Interesse vermehrt konsumiert werden, kann nun kapitalistischen Marktregeln und/oder größerer Begeisterung zugeschrieben werden. Oder auch vermehrter Wut über Ungerechtigkeiten und Demütigungen. Wichtig ist, dass die Kämpfe und Bestrebungen sichtbar stattfinden. Dass sich Räume genommen werden. Der Mainstream unterwandert wird. Wenn die *Vogue* oder vergleichbare Zeitschriften Kolumnen, Essays und journalistische Texte über feministische, antikapitalistische, solidarische Themen publizieren, erschaffen sie einen Resonanzraum, in dem Leser*innen mit tabuisierten Themen konfrontiert werden.

Alle Macht dem Zyklus

Wer von der Menstruation spricht, meint die Tage, in denen eine nicht befruchtete Eizelle abgestoßen und ausgeschieden wird. Also die erste Phase des Menstruationszyklus. Der vollständige, gesunde Zyklus dauert üblicherweise zwischen 24 und 37 Tagen. Bei der Blutung, die zwischen drei und sieben Tagen andauert, werden ebenjene Eizelle, Gebärmutterschleimhaut, Vaginalsekret und offensichtlich Blut ausgeschieden (davon jedoch verhältnismäßig wenig). Unterschiedliche Parameter können einen Zyklus verkürzen oder verlängern (z. B. Stress, Drogen-, Alkoholkonsum, Krankheit, Medikamente, Diät), und ebenso individuell ist die jeweilige Schmerzintensität. Es gibt also nicht *die* Menstruation, sondern unendlich vielfältige Varianten davon, die aber alle dem gleichen körpereigenen Ablauf folgen.

Verursacher der Menstruation sind Hormone. Diese Hormonschwankungen, die, wie eingangs erklärt, auch dafür herhalten müssen, dass Menstruierenden jegliche Zurechnungsfähigkeit abgesprochen und unangepasstes, nicht als weiblich konnotiertes oder nach diesem Rollenverständnis gefordertes Benehmen damit begründet wird, betreffen übrigens jeden Körper. Nicht nur solche mit Uterus. Es handelt sich dabei

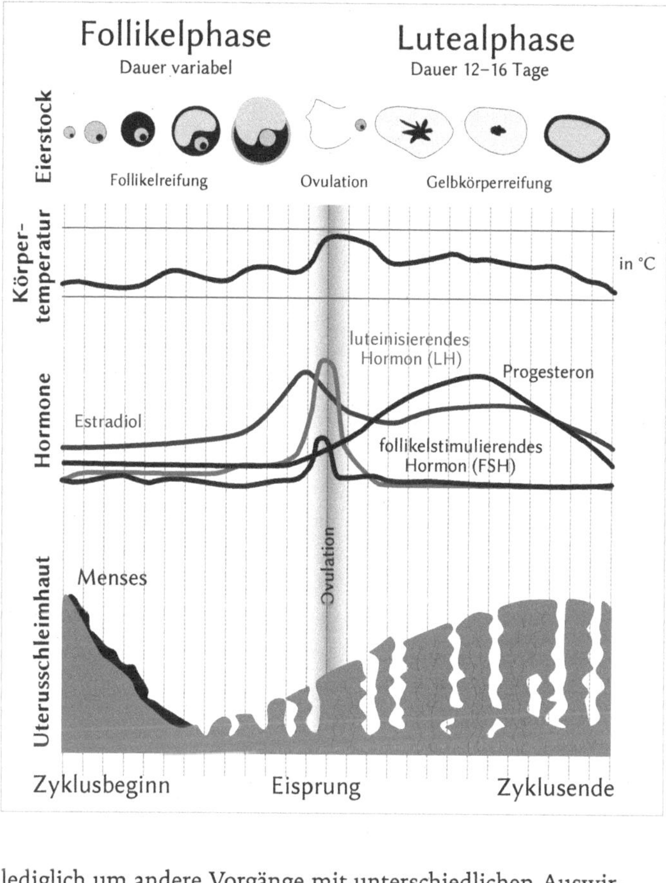

lediglich um andere Vorgänge mit unterschiedlichen Auswirkungen. Hormone sind chemische Botenstoffe, sie regeln Dinge im Körper und so auch den Zyklus. Sie sind also kein Nebenprodukt und unabwendbare Nebenwirkung, sondern permanenter Bestandteil unserer Existenz.

In *Superpower Periode* von Maisie Hill steht gleich auf der ersten Seite der Einleitung, nachdem sie Fragen auflistete, die ihre Patient*innen an sie richteten, was alles nicht mit ihnen in Ordnung sei:

> Die Antwort auf all diese Fragen ist im Grunde die gleiche – es sind Ihre Hormone. Einmal abgesehen vielleicht von der Wut, die Sie spüren, denn diese könnte durchaus damit zu tun haben, dass Frauen in unserer Gesellschaft den Großteil der unbezahlten Arbeit und emotionalen Leistung erbringen, und all das kostet Kraft. Deshalb versuchen Ihre Hormone, Sie auf diese ungerechte Verteilung aufmerksam zu machen. (Maisie Hill, Superpower Periode, S. 9)

Dieser Satz traf in mein so oft so wütendes Herz. In die Wut bei der Betrachtung der Buchhandlungen. In die Wut nach jedem Übergriff. In die Wut nach fiesen Gehaltsverhandlungen. In die Wut der eigenen Erschöpfung. Wut ist mein künstlerischer Motor. Kaum eine meiner Arbeiten wurde von etwas anderem als der Wut angestoßen und von ihr initiiert. Wut als hormonelle Reaktion. Gut.

Hormone lösen den Eisprung aus.

Das bedeutet, in mehreren Eibläschen im Eierstock reiften gerade noch Eizellen heran. Das dominanteste Follikel ist am weitesten entwickelt und verlässt den Eierstock, um über den Eileiter in die Gebärmutter zu wandern – und ist bereit, befruchtet zu werden und sich dort einzunisten. Rund um den Eisprung kann man also besonders gut schwanger werden. In dieser sogenannten Follikelphase fühlen sich Menstruierende oft besonders sexy, heiß, erregt und gut. Das ist natürlich praktisch. Fürs Flirten, für die allgemeine Verfassung, für das Kör-

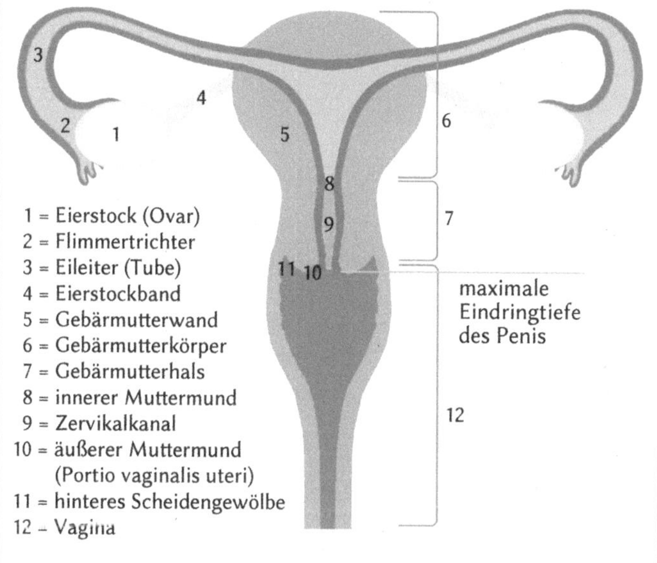

Innere weibliche Genitalorgane

per- und das Lebensgefühl. Denn der biologische Vorgang ist auf Reproduktion ausgelegt.

Vor der Ovulation (Eisprung) hat sich die Schleimhaut der Gebärmutter auf eine mögliche Schwangerschaft vorbereitet. In dieser Schleimhaut würde sich die befruchtete Eizelle einnisten und mit den notwendigen Nährstoffen versorgt werden. Gäbe es die Schleimhäute nicht, könnte keine Plazenta, kein Fötus, kein Mensch entstehen und wachsen. Wird die Eizelle jedoch nicht befruchtet, stirbt sie ab. Sie muss abgeführt werden und mit ihr auch die Schleimhaut. Doch zurück zum

Eisprung. Manche spüren ihn als einseitiges Stechen oder Schmerz im Unterbauch, manche nicht. Bei manchen ist der Eisprung intensiver als die Menstruation, bei anderen bleibt er völlig unbemerkt. Dieser Schmerz, das Ziehen, ist also auf der Seite spürbar, wo der Eierstock das Ei freisetzt (welche Seite das jeweils ist, entscheidet der Zufall). Meiner ist ständig rechts.

Ich erinnere mich gern an einen Moment im Kino, als ich einen Film sah, in dem unfassbar schöne Frauen andauernd in knappen Outfits zu Reggaeton tanzten. Während einer der vielen wirklich gut inszenierten Sexszenen hatte ich meinen Eisprung und musste arg über mich selbst und meine Erregung lachen (*Ema* von Pablo Larraín). Wenn ich über diesen Film nachdenke, denke ich immer auch daran.

Der Eisprung lässt sich am Ausfluss erkennen. Der Zervixschleim verändert sich im Laufe des Zyklus; beim Eisprung wird er glitschiger, glibberiger, feuchter und kann etwas gedehnt werden. Auch das ist eine Erkenntnis: Ein positiver Umgang mit den eigenen Körperflüssigkeiten kann nicht nur dabei helfen, den eigenen Zyklus besser zu analysieren, sondern auch die körpereigenen Signale zu erkennen und zu deuten. Zum Beispiel die fruchtbaren Tage. In dieser Phase verändert sich der Sexualtrieb, es kommt zu einem Anstieg der Libido. Der Glow. Ein erhöhtes Energielevel. Generell ist die sexuelle Lust aber eine fluide Angelegenheit. Es kann durchaus Muster geben, die sich individuell mit dem Zyklus erklären lassen. Manche haben auch ein besonders großes Lustempfinden, wenn der Östrogenspiegel niedrig ist, also kurz vor und/oder während der Periode. Ich kenne viele, die besonders geil während ihrer Blutung sind.

Wir befinden uns beim Eisprung ungefähr in der Mitte des Zyklus. Aktuellen Forschungserkenntnissen nach tragen die

Eierstöcke bereits bei der Geburt den gesamten Vorrat an Eizellen in sich, der ihnen dann in den fruchtbaren Jahren mehr oder weniger zur Verfügung steht. Dieser Vorrat bildet sich aber zurück (nebensächlich sind hierfür Zyklusdauer und Verhütungsmethode) und altert auch, weshalb die Wahrscheinlichkeit einer Schwangerschaft im Laufe der Jahre abnimmt. Vermutlich endet der Menstruationszyklus im Ganzen dann, wenn alle Follikel abgebaut oder aufgebraucht sind. Es folgt die Perimenopause. Dann die Menopause, also die Wechseljahre.

In der zweiten Zyklushälfte, unmittelbar nach dem Eisprung, liegt die Lutealphase. Nun wird aus der leeren, im Eierstock verbliebenen Follikelhülle ein Gelbkörper gebildet, weshalb sie auch Gelbkörperphase genannt wird. Diese Phase dauert zwischen 12 bis 14 Tage, aber ist natürlich von der eigentlichen Zyklusdauer abhängig. In dieser Phase erleben manche das Prämenstruelle Syndrom (PMS). Was wiederum eine Beschreibung für unglaublich vielfältige Beschwerden ist, die vor dem Einsetzen der Periode auftreten können (bei manchen gar nicht, bei anderen wenige Tage, bei anderen sogar Wochen zuvor). Darunter fallen unter anderem Spannungsgefühle in der Brust, Kopfschmerzen, psychische und emotionale Beschwerden, Übelkeit, veränderter Appetit, Hautunreinheiten, Müdigkeit, Stimmungsschwankungen, Abgeschlagenheit, Schmerzen im Rücken, Schlafstörungen, Konzentrationsschwierigkeiten, Heißhunger, Reizbarkeit, vermindertes Selbstwertgefühl, Blähungen, Angstzustände usw. Die Liste ist lang, und ca. 30 Prozent aller Menstruierenden leiden unter einem der Symptome. Ich bin gerade ungehalten und möchte sagen: Vorgeworfen wird es aber allen.

Es gibt eine schwerere Form von PMS, die Prämenstruelle Dysphorie (PMDD). Darunter wird ein psychisches Tief verstanden, das das Leben nachhaltig beeinflusst. Darunter fallen Angst, depressive Stimmungen, Konzentrationsschwierigkeiten, Bluthochdruck, Schlaflosigkeit, ausgeprägter Mangel an Energie, deutliche Veränderungen des Appetits, aber auch Spannungsgefühle in der Brust. Diese Symptome treten in diesem Fall so stark auf, dass sie das Leben erschweren (Arbeit, Beziehungen, Freizeit). Die Diagnose ist schwer von PMS abzugrenzen, aber etwa drei bis acht Prozent der Menstruierenden sind betroffen. Wie zu PMS fehlt auch zu PMDD die Forschung.

Womit wir zurück zum Anfang kommen. Also zum Anfang des Zyklus.

Wenn die unbefruchtete Eizelle ausgeschieden wird, löst sich die oberste Schicht der Schleimhaut, wofür kurzzeitig Blutgefäße geöffnet werden. Dann ziehen sich die Muskeln der Gebärmutter in einem unregelmäßigen Rhythmus zusammen und entspannen sich wieder, ziehen sich zusammen und entspannen sich (usw.), wodurch das Gewebe sich von der Gebärmutterwand lösen und durch die Vagina abfließen kann. Während diesem Vorgang verliert der Körper circa 20 bis 60 Milliliter Blut. Mehr ist es nicht. Die Farbe des Blutes variiert von Rosa und Rot bis hin zu Braun und Schwarz. Je länger es benötigt, um den Körper zu verlassen, desto dunkler wird es. Hellrot ist also am frischesten und fließt normalerweise zu Beginn. (Hellrote Blutungen zwischen den Perioden sind jedoch nicht unbedingt normal und sollten untersucht werden.) Wenn das Blut mit Sauerstoff reagiert, wird es dunkler, ebenso wie wenn es langsamer aus dem Körper abfließt. Bei manchen werden auch Gerinnsel ausgeschieden. Diese dunklen Blutklumpen sind während der Menstruation nicht besorgniserregend. Treten sie jedoch vermehrt bei starkem Blutfluss auf oder sind sehr groß (wie eine 50-Cent-Münze), sollten sie untersucht werden. Die Optik der vollgesogenen Binden und Tampons täuscht also. Wird durch die Pille verhütet, findet übrigens keine natürliche Menstruation statt, sondern eine sogenannte Abbruchblutung. Die Menstruation wird durch die Einnahmepause simuliert.

Eine Freundin berichtete von einem spontanen Date. Sie hatte kaum Zeit, rasierte sich schnell und schnitt sich dabei ungeschickt in eine Vulvalippe, die umgehend stark blutete. Ihr Date wollte ihr nicht glauben, dass dies kein Menstruationsblut sei. Warum sollte sie lügen? Während sie mir die Situation schilderte, wiederholte sie mehrfach, wie irritierend sie es fand, dass dieser Mann einfach nicht wusste, wie Menstruationsblut aussieht und was da alles ausgeschieden wird. Stichwort Informationsverteilung.

Die erste Menstruation innerhalb eines Lebens heißt Menarche.

Als ich meine hatte, war ich vierzehn. Es war damals ganz klar: Man will weder die Erste noch die Letzte in der Klasse sein. Ich war definitiv eine der letzten, die endlich »eine Frau« wurde. Die Menstruation, so damals die Idee, ist das ultimative Zeichen dafür, dass man kein Kind mehr ist – sondern erwachsen. Ich kann mich noch so gut daran erinnern, wie ich mit Erschrecken und Vorfreude auf die blutige Unterhose starrte. Minutenlang. Erst dann rief ich meine Mutter ins Badezimmer. In meiner Erinnerung hielt sie mich im Arm und tröstete mich. Es fühlte sich plötzlich nach einem großen Schritt an. Sie sagte wiederholt, dass es ihr leidtue. Und da wurde mir nochmal bewusst, dass »Frausein« irgendetwas Unangenehmes sein musste. Wir besorgten Minitampons, und sie erklärte mir, wie ich sie einführen solle. Dann bekam ich wahrscheinlich noch einen Tee. Aber schon daran kann ich mich nicht mehr erinnern.

Ich bin in einer Familie aufgewachsen, die sich nicht für ihre Körper schämte. Ich wurde früh aufgeklärt und wusste über die Periode Bescheid. Sie war also nicht existenzerschütternd. Zumindest nicht sofort. Was folgen sollte, war ein Wechselbad der Gefühle. Neben dem Stolz, nun auch endlich geschlechtsreif zu sein und dazuzugehören, folgten Jahre der schlimmsten, bis dahin völlig unbekannten Schmerzen. Solche, die mich vom Aufstehen abhielten, die mich Schule, Verpflichtungen, aber auch Schönes verpassen ließen, die mich und meinen Körper an neue Grenzen brachten.

Als ich meine Freundinnen nach ihren ersten Menstruationserlebnissen befragte, hörte ich fast nur schlimme Geschichten von überforderten Eltern. Von gemeinen Klassenkamerad*innen, von fiesen Lehrer*innen, von spöttischen Verwandten und Freund*innen. Bei mir war es nicht anders. Nur weil meine Eltern relativ schambefreit daherkamen, heißt das nicht, dass ich mich nicht entsetzlich geschämt hätte. Als Teenager war Sex während der Periode undenkbar. Menstruationsprodukte mussten meine Eltern einkaufen. Ein Fleck in der Hose war ein Skandal, der alles ruinierte. Und war eine Freundin ungehalten, also zickig, wurde sie auch von mir umgehend der Menstruation bezichtigt. Wir wurden alle im Patriarchat sozialisiert. Nun muss man sich an dieser Stelle natürlich nicht fragen, wie denn wohl unsere Eltern und Großeltern über die Menstruation aufgeklärt wurden. Wie ihnen beigebracht wurde, sich dazu und währenddessen zu verhalten. Menstruationstabus und Stigmatisierungen sind eine Form patriarchaler Kontrolle. Denn werden Körper aufgrund dessen von Tätigkeiten ausgeschlossen, wirken sie ganz konkret und direkt restriktiv.

Kommen wir noch einmal zurück zum Ablauf.

Der Zyklus ist also in vier Phasen unterteilt: die Menstruationsphase, die Follikelphase, die Eisprungphase und die Lutealphase. In diesen Phasen haben menstruierende Körper unterschiedliche Bedürfnisse, Kapazitäten und Belastbarkeiten. Manche verändern ihren Geschmack, ihre Geruchsempfindlichkeit sowie körperliche Bedürfnisse nach Nähe und Zuwendung, andere haben exorbitant leistungsstärkere und schwächere Phasen. Da es sich um einen Zyklus handelt, ergibt sich ein wiederkehrender Rhythmus. Was zur Schlussfolgerung führt, dass man seinen eigenen Rhythmus erkennen kann. In einer idealen Welt könnten Menstruierende wohl ihr Leben nach ihrem Zyklus gestalten. Oder dem Zyklus zumindest mehr Beachtung schenken. Sich bestimmte Projekte oder Tätigkeiten in die jeweiligen Phasen legen. Rund um den Eisprung, wenn man besonders energiegeladen und konzentriert ist, lässt sich leichter die gewünschte Leistung erbringen, während sich das Tempo in der Lutealphase reduziert. In einer idealen Welt könnte eine menstruierende Person mit starken Schmerzen ohne größere Komplikation der Arbeit fernbleiben. Ohne sich dafür Beschämungen aussetzen oder finanziellen Schaden befürchten zu müssen.

Der Zyklus, so nervig er sein mag, ist auch ein regelmäßiger Beleg für die Gesundheit des menstruierenden Körpers. Je besser wir ihn kennen, desto besser verstehen wir Stimmungsschwankungen und vielleicht sogar Leistungsgrenzen. Aber auch der Zyklus ist flexibel, kann sich verändernden Lebensphasen anpassen. Bei Reisen kann das hilfreich sein. Oder seine Veränderung ist ein Indikator für einschneidende Umstände wie Stress und Krankheit.

Period Politics

Da die Menstruation und der Zyklus jahrtausendelang immer wieder als nebensächliches Ärgernis behandelt wurden und in den letzten hundert Jahren verstärkt als etwas, das vornehmlich heimlich, still und unbesprochen vonstatten gehen soll, fehlt für derlei Erkenntnisse und Handhabungen noch der gesamtgesellschaftliche Nährboden. Genauer gesagt: Für lange Zeit fehlte schlichtweg der Forschungswille und die Bereitschaft, sich darauf zu konzentrieren. Forschungswille bedeutet auch: Zugang zu Ressourcen. Es geht, wie so oft, wenn wir die Rechte und Rechteeinschränkungen des (weiblichen) Körpers betrachten, um Macht, Politik und Geld. Für wen sind Restriktionen von Interesse, womit lässt sich Kapital schlagen, inwieweit lässt sich damit ein Weltverständnis aufrechterhalten? Denken wir immer wieder an die Körper, die ausgeschlossen werden. Wer hat etwas davon?

Aber die Welt verändert sich. Es gibt mittlerweile Fitnessfibeln für den menstruierenden Körper. Ernährungspläne. Tipps und Hinweise für (sportliche) Aktivitäten. Podcasts, Blogs. Berichterstattung. Vokabular.

Nun richte ich mein Leben als freischaffende Künstlerin nicht nach meinem Zyklus aus. Das kann ich mir nicht leisten.

Aber ich erlaube mir andere Freiheiten in diesem Zusammenhang. Ich gehe zumindest schonender mit mir während der Periode um. Ich versuche mir weniger Deadlines und weniger Meetings in diese Phase zu legen. Mir mehr Ruhe zu gönnen. Das klappt mal besser, mal schlechter. Es ärgert mich auch, dass ich einen kurzen Zyklus erlebe und die Phasen, in denen ich scheinbar problemlos eine Deadline nach der nächsten schaffe, verhältnismäßig kurz sind. Es ärgert mich zusätzlich, dass ich das in Anbetracht meines Grundgefühls und Wohlbefindens berücksichtigen muss. Aber es hilft mir, mich vor einer grundlegenden Überforderung zu schützen. Oder mich den Tiefphasen zu stark hinzugeben.

Vielleicht ist die neue Beachtung des Menstruationszyklus auch dem Wellnesshype zuzuschreiben. Die Idee, sich mehr dem Selbst (#selfcare, #metime, #healing) zuzuwenden, bringt vielleicht auch solche Überlegungen mit sich. Den eigenen Körper und die eigenen Bedürfnisse zu kennen, kann jedenfalls nicht schaden. Damit jedoch eine grundlegende Verbesserung der Arbeitsverhältnisse für Menstruierende geschaffen werden kann, benötigt es Gesetze – und gute Vorbilder.

In manchen Ländern können Menstruierende sich von der Arbeit abmelden – bei staatlich geregelter Lohnfortzahlung. Spanien hat als erstes europäisches Land 2022 so ein Gesetz beschlossen. Auch in Südkorea, Taiwan, Japan, Indonesien, Sambia und China gibt es diesbezügliche Regelungen. Allerdings nicht überall mit einer automatischen Lohnfortzahlung respektive tatsächlicher Firmenverpflichtung. Initiativen dazu gibt es allerdings weltweit. In Russland scheiterte ein Versuch 2013, in Australien 2005, in Italien 2017. Unternehmen können aber durchaus auch in Ländern ohne feministische Gesetzgebung eine solche Versorgung anbieten. Häufig wird diese Maßnahme für den Arbeitsmarkt fälschlicherweise als Menstruationsurlaub bezeichnet. Die Befürchtung dabei ist wohl, dass menstruierende Personen bezahlte Freizeit geschenkt bekommen. Dass sie also einen ungerechten Vorteil haben.

Nun ist es, wenn man sich die Zahlen ansieht, recht eindeutig, dass Frauen auch auf dem Arbeitsmarkt stark benachteiligt werden. Sie verdienen weniger, haben schlechtere Positionen und minder beachtete Berufe und sind häufig in Teilzeit beschäftigt. Auch hier gilt, dass je mehr Marginalisierungen die Frauen betreffen, sie in noch schlechtere Beschäftigungsverhältnisse gedrängt werden. Zusätzlich zahlen sie höhere Preise für Dinge des täglichen Bedarfs.

Schon lange gibt es Studien zur sogenannten *pink tax*. Gemeint ist das ironische und leider funktionierende Konzept, Produkte mit als weiblich assoziierten Elementen (Blümchen und rosa Farbe) zu verzieren und dafür teurer zu verkaufen. Teurer als das gleiche Produkt für Männer. Besonders betrifft dies Drogerieartikel, und zwar mit einer Differenz von 20 bis 38 Prozent. Das sind kapitalistische Marktstrategien, die sich für Unternehmen lohnen und auch im Zusammenhang mit der Menstruation interessant sind. Denn die Menstruation kostet Geld. Ständig aufs Neue und immer wieder. Kosten, die miteinbezogen werden müssen, wenn man über Gleichberechtigung nachdenkt.

Die regelmäßigen Ausgaben für Medikamente oder Nahrungsergänzungsmittel (Mönchspfeffer), für Beschwerden lindernde Lebensmittel wie besonders geeignete Tees (Frauenmantel, Schafgarbe) oder andere Hilfe versprechende Konsumgüter und Dienstleistungen (Akupunktur, Massage) kommen in so einem Leben zusätzlich obendrauf. Neben den

Kosten für die verwendeten Menstruationsprodukte. Es gibt diesbezüglich verschiedene Kalkulationen unterschiedlichster Vereine, Organisationen, Zeitungen und Herstellerfirmen, die immer mal wieder veröffentlicht werden. Die Mehrausgaben für ein Leben mit Periode betragen mehrere Tausend Euro. Je nachdem, was alles miteingerechnet wird (PMS-Gelüste, frische Unterwäsche, Verhütung), liegt die Summe zwischen knapp 10 000 und 20 000 Euro im Laufe eines Lebens. Wer kann sich das leisten?

Am 1. Januar 2020 wurde in Deutschland die Mehrwertsteuer auf Periodenprodukte gesenkt. Das ist wichtig, denn bis dahin wurden sie nicht als »Produkte des täglichen Gebrauchs« kategorisiert, die mit sieben statt 19 Prozent besteuert werden, wozu sogar Luxusartikel wie Schnittblumen und Kaviar gerechnet werden. Noch immer mit dem höheren Satz besteuert werden übrigens Slipeinlagen. Denn die werden auch noch für andere Dinge als die Menstruation verwendet. Die Senkung erreicht haben zwei erfolgreiche Petitionen, die sich gegen die steuerliche Diskriminierung auflehnten. Nun ist das Leben im Kapitalismus generell sehr eng mit Geld verknüpft, sei es dessen Besitz oder dessen Abwesenheit. Wenn sich Menstruierende keine oder nur unzureichend Produkte, Medikamente und andere Hilfsmittel leisten können, spricht man von Periodenarmut.

Der aktuelle paritätische Armutsbericht von 2022 und die zugehörige Umfrage von Plan International verdeutlichen, dass sich rund ein Viertel der in Deutschland lebenden Mädchen und Frauen nicht ausreichend mit Produkten versorgen können. Das heißt, ihnen fehlt schlichtweg das Geld. Der Zyklus als finanzielle Belastung. Das ist nicht nur ärgerlich, sondern kann auch gesundheitliche Folgen mit sich bringen. Das

Aushalten von Schmerzen. Der Versuch, möglichst wenig zu verbrauchen. Zu selten gewechselte und/oder zu lang verwendete Produkte.

In manchen Fällen kann Letzteres zu einem toxischen Schocksyndrom (TSS) führen. Dabei handelt es sich um eine durch Bakterien verursachte (tödliche) Sepsis. Das Risiko lässt sich reduzieren, indem die Hände gewaschen, die Tampons häufig gewechselt, die Menstruationstassen nicht mit anderen geteilt, keine Tampons im Körper vergessen und nicht mehrere gleichzeitig verwendet werden. TSS kann sich anfangs wie eine Erkältung oder ein grippaler Infekt anfühlen, die durch Schwindel, Schüttelfrost, Atembeschwerden oder Ohnmacht ergänzt werden. Rechtzeitig erkannt kann es durch ein intravenös verabreichtes Antibiotikum behandelt werden. Unbehandelt oder zu spät erkannt kann es zu einem Organversagen und zum Tod führen.

Das mangelnde Kapital betrifft der Umfrage nach vor allem jüngere Menstruierende. Nicht nur in Anbetracht der Inflation und herrschender Klassenunterschiede müssen Periodenprodukte gratis werden. Dieser Missstand beweist einmal mehr, dass die Politik die Lebensrealität armutsbetroffener Menschen ausklammert. Wenn Periodenprodukte kostenlos in Institutionen, öffentlichen Einrichtungen, Schulen, Universitäten usw. zur Verfügung gestellt werden, wirkt das nicht nur der Periodenarmut ein Stück weit entgegen, sondern sorgt zugleich für ein periodenfreundliches Klima.

Doch es muss noch weitergehen. Zugleich müssen mehr und bessere sanitäre Anlagen im öffentlichen Raum geschaffen werden. 29 Prozent der Befragten gaben an, dass sie während ihrer starken Blutung ihr Zuhause ungern verlassen, um nicht dreckige oder unzureichend ausgestattete Toiletten benutzen zu müssen. Aber auch Wohnungs- und Obdachlose menstruieren. Sie brauchen ebenfalls Zugang zu fließendem Wasser, zu sauberen Sanitäranlagen und Möglichkeiten zum Rückzug. Es gibt Organisationen, die sich dessen angenommen haben, die Spenden sammeln, auch für Menstruierende in Kriegs- und Krisengebieten, und einen Ausgleich schaffen wollen. Manchmal sehe ich eine Spendenbox. Aber wir brauchen eine grundsätzliche Veränderung. Gerechtigkeit kann nicht vom Engagement einzelner Personen, gemeinnütziger Vereine oder Gruppierungen abhängig sein.

Vom Tampon bis zur Tasse

Hier ist vermutlich eine geeignete Stelle für eine Begriffsdefinition. Ich habe lange von Hygieneprodukten geschrieben und gesprochen, das fand ich schon besser und inklusiver als Damen(hygiene)produkte. Dann haben mich zu Recht verschiedene Personen darauf hingewiesen, dass der Hygienebegriff in diesem Fall unnötig negativ konnotiert ist. Mittlerweile verwende ich also andere Begriffe. Die einfache Erklärung lautet, dass die Menstruation nicht unhygienisch oder schmutzig ist. Die Wirkmacht der Wortwahl. Wenn wir uns die Sprache der Produktherstellerfirmen genauer ansehen, die sie zu Informations-, aber auch zu Werbezwecken verwenden, liegt darin vielleicht auch eine Begründung für das festsitzende Menstruationstabu. Es hängt eben alles mit allem zusammen. Eine Kreisbewegung.

Weltweit werden am häufigsten Einmalprodukte während der Blutung verwendet. Das bedeutet Tampons und Binden. Die Geschichte dieser Produkte ist bemerkenswert, vor allem in Hinblick auf die Vermarktung und Werbekonzepte. Häufig stehen auf den Verpackungen Wörter wie ›Schutz‹, ›Sicherheit‹ und ›Diskretion‹. Das verdeutlicht nicht nur, dass die Periode als eine besonders undurchschaubare und gefährliche Sache eingestuft wird, sondern auch, dass sich darum heimlich gekümmert werden soll. Diese Werbetaktik erzeugt Angst und Scham, die potenzielle Kund*innen zum Kauf animieren soll. Die Prägung des Hygienebegriffs im Zusammenhang mit der Menstruation erfolgte durch die gewinnorientierte Industrie der Einwegprodukte. Anstatt auf deren Praktikabilität und eine denkbar einfache wie bequeme Anwendung zu setzen, vor allem für Menstruierende, die unterwegs (berufstätig) sind, erregten die Werbebotschaften negative Emotionen und erzeugten so auch eine Abhängigkeit. Der sicherste Schutz. Die heimlichste Verwendungsoption. Die frischeste Frische. Die allersicherste, absolut superfrischeste Schutzmaßnahme, die jemals erdacht und erfunden wurde.

In den 1920er und 1930er Jahren wurden die heute international bekannten, kommerziellen Produkte auf den Markt gebracht. Sogar die Menstruationstasse war damals schon erfunden, wurde aber von Tampons verdrängt. Die heute in allen möglichen Größen, Formen und mit Klebstreifen verfügbaren Binden drängten in den 1970er Jahren auf den Markt und in die Unterhosen. Bis dahin gingen Menstruierende auf unterschiedliche Art mit ihrer Blutung um. Von wiederverwendbaren Baumwollbinden, selbstgebastelten Tampons aus unterschiedlichsten Materialien, Moos, besonderen Unterröcken bis zur Praxis des *free bleeding* gab es vielfältige Herangehensweisen. Damit sich die neuen Massenprodukte also durchsetzen konnten, war eine gut funktionierende Werbesprache vonnöten. Eine (bewährte) Strategie ist es, Ängste, Mängel und Defizite zu erfinden, die mittels der angepriesenen Produkte gelöst, gemindert und ausgeglichen werden können. Nicht nur ein Begehren zu schaffen, sondern eine tiefgreifende und überzeugende Notwendigkeit. Es geht schließlich um den eigenen Körper, die eigene Gesundheit, die eigene Erscheinung, die eigene soziale Position und um das männliche Gegenüber.

Die ersten Werbeanzeigen waren in diesem Sinne sogar wie Arztbriefe gestaltet und machten die Menstruation zu einem medizinischen Problem. Aber glücklicherweise kümmerte sich darum nun die Wissenschaft. Eine formelle Sprache wurde verwendet. Distanziert, anweisend. Es wurde vermehrt darauf hingewiesen, dass Personen aus den höheren und besseren Kreisen bereits Kund*innen seien. Eine gut gesetzte Behauptung. Die Idee, dass sich alle anderen schon längst Tampons einführen, schafft eine Begehrlichkeit. Und einen Nachahmungsdrang. Wenn die da oben schon längst wissen, wie man sich dieser (plötzlich) peinlichen Beeinträchtigung anständig entledigt, möchte ich das auch. Abgesehen davon, dass ich mir dumm vorkomme, bisher noch nichts von derlei Produkten gehört zu haben. Den Wissensvorsprung muss ich also dringend aufholen.

Die Werbebotschaften blieben jahrzehntelang diesem Stil treu. Immer wieder wurden und werden Begriffe wie ›Frische‹, ›auslaufsicher‹, ›vollständiger Schutz vor Unfällen‹ oder gar ›Schutzschild‹ verwendet. Zusätzlich wird bis heute der Aspekt der Geheimhaltung propagiert. Diskret, geheim, neutral und unsichtbar. Manche Hersteller werben mit einer besonders leisen Verpackung, so geräuscharm, dass selbst die Person auf der Toilette nebenan nicht mitbekommt, dass hier menstruiert wird.

Fernsehwerbungen für Menstruationsprodukte waren lange verboten. In den USA wurde das Verbot für Tamponwerbung erst 1972 aufgehoben. In Deutschland wurden schon wesentlich früher Werbespots zur »Frauenhygiene« gesendet. Es gibt diesen einen Spot, der zwar nicht mehr oder weniger zynisch daherkommt als andere, aber phänomenal startet (o.b. 1993). Da sitzt eine Frau umzingelt von Büchern an einem großen Schreibtisch, die Terrassentür ist geöffnet, die Kamera fährt auf sie zu, sie sieht gut aus und sagt unvermittelt in die Kamera: »Dieses kleine Stück Watte hat vielleicht mehr für die Freiheit und das Selbstbewusstsein der Frau getan als jedes andere Produkt. Denn ein Tampon ist nicht nur sicher, er macht sicher. Deshalb spreche ich für o.b.« Dabei hält sie einen Tampon in der Hand, und pünktlich zum Wort »ich« wird »Roberta Stein, Schriftstellerin« eingeblendet. Schließlich erklärt sie noch kurz die Vorzüge (»man sieht nichts, man riecht nichts, und außen bleibt alles angenehm sauber«).

In einigen Tamponwerbespots wird davon gesprochen, dass »immer mehr Mädchen und Frauen« keine Binden mehr verwenden würden, weil der Tampons den optimalen Schutz biete, denn er »nimmt die Regel ganz natürlich da auf, wo sie passiert – im Inneren des Körpers«. Dazu wird eine Handbewegung vorgeführt. Der Tampon befindet sich in der Handfläche und wird langsam von den Fingern umschlossen. Das soll die Sicherheit verdeutlichen, die er bietet. Die innere Anwendung. Er wird geschützt, denn er ist schützend. Als Kind faszinierte mich diese Bewegung. Nicht nur stellte ich sie mir schön und irgendwie auch angenehm vor (so wie Händchenhalten eben), sondern ich verstand erst viel später, dass das die Bewegung ist, mit der ich einen Tampon erst verbergen, und dass das die Handhaltung ist, mit der ich ihn anschließend durch den öffentlichen Raum manövrieren soll.

Und lange Zeit tat ich genau das. In der Schule ging ich nicht selbstbewusst mit meinem Tampon zur Toilette, sondern steckte ihn umständlich und hoffentlich unbemerkt in meine Hosentasche – oder trug ihn exakt so, in meiner zur Faust verkrampften Hand. Auch in Gesprächen hielt ich ihn weiterhin eng umschlungen. Selbst im Gespräch mit meinen ebenso menstruierenden Freundinnen. Ich sah auch die anderen so herumstehen, es war und ist so offensichtlich. Immer wenn ich eine weiblich gelesene Person mit dieser Handhaltung sehe, vermute ich darin erst ein Tampon, dann irgendwas anderes Geheimes (Drogen). Wie oft sah ich in meinem Leben schon Frauen, die einer anderen die Faust hinhalten, um eine offensichtliche, aber unbemerkte Übergabe stattfinden zu lassen. Geheimhaltung als Mission.

Erst neulich, als ich in einem Hotel nach Menstruationsprodukten fragte, wurde das bis dahin recht gemütliche Rezeptionsteam nervös. Ein flüsterndes Herumgefrage ging los, was mir augenblicklich leidtat. In meiner Vorstellung befindet sich in irgendeiner Schublade jeder Hotelrezeption eine Schachtel mit Menstruationsprodukten. Ich werde auch in diesem Hotel nicht die Erste mit diesem Anliegen gewesen sein. Es gab jedoch keine Schachtel, sondern eine Suchaktion. Eine Mitarbeiterin, mit der ich mich beim Frühstück kurz unterhalten hatte, verschwand und kam nach einer Weile mit der bekannten Faust zurück und übergab mir so versteckt drei Tampons. Ich musste kichern. Das war gänzlich unerfreulich. Für alle Beteiligten. Die Blicke wurden gesenkt, die nette Frau verschwand sofort. Nicht nur wollte ich sie keinesfalls durch meine Menstruation in eine unangenehme Situation verwickeln, schon gar nicht wollte ich ihre privaten Produkte aufbrauchen. Ich nahm sie notwendigerweise dankbar und leise dankend an, ging auf die Toilette und im Anschluss zum Bahnhof, dann verließ ich die Stadt. Seither bin ich immer wieder kurz davor, der Hotelkette zu schreiben, dass sie bitte (endlich) Produkte in den Sanitärräumen zur Verfügung stellen sollen – und zwar in allen.

Jedenfalls schreibe ich angesichts der Werbung deshalb von Zynismus, da diese mit der (neugewonnenen) Freiheit der Frau wirbt, während die dahinterstehende Industrie selbst für Scham, Ängste und Tabus sorgte. Es gibt eine weitere o.b.-Werbung von 1993, in der eine Journalistin dargestellt wird, die ihren Spot mit dem Satz einläutet: »Die Geschichte der Menstruation ist eine Geschichte voller Missverständnisse. Und auch heute noch ist dieses Thema für viele Frauen und Mädchen ein Tabu.« Nicht wenige Missverständnisse wurden durch Werbung untermauert.

Die Freiheit, alle Dinge auch während der Menstruation zu tun, die Menstruierende sonst tun würden, wurde zu einem neuen Kampagnenmotiv in der zweiten Hälfte des 20. Jahrhunderts (und beschränkt sich heute nicht nur mehr auf ›typisch weibliche‹ Dinge, sondern schließt mittlerweile auch Profi- und Extremsport ein). Diese Darstellung und Inszenierung hält sich bis heute. Es wird auf Aktivität gesetzt. Da werden mal eine Eisläuferin, eine Rollschuhfahrerin oder mehrere tanzende, feiernde, regelrecht ausgelassene Frauen gezeigt. Manche gehen shoppen, andere bepflanzen den Garten, einige machen den Haushalt oder erledigen sonst irgendwas. Sie sind aber auf jeden Fall aktiv, glücklich, ordentlich angezogen, manche tragen sogar demonstrativ makellos weiße Kleidung, und sie sind sorglos – denn sie lassen sich weder von ihrer Blutung noch von sonst irgendwas beeinträchtigen. So eine Performance erinnert tendenziell schnell an Girlboss-Feminismus. Das dargestellte befreite Aktivsein ist an und für sich natürlich super. Die Menstruation ist schließlich keine isolierende Krankheit oder ein Umstand, der überwunden werden muss. Die Menstruation ist auch im besten Falle nichts, was das Leben dermaßen einschränkt, dass all das oben Aufgezählte dadurch verhindert wird.

Dennoch ist die Botschaft dieser Werbespots besonders beachtenswert. Nicht nur demonstrieren sie, dass (nur) die Verwendung der angebotenen Produkte erlaubt, wirklich alles (weiterhin) zu machen, sondern auch, dass sich während der Periode wirklich alles machen *lässt.* Damit zeigen sie ein uneingeschränktes Leben als Menstruierende, das auch signalisiert, dass diejenigen, die unter der Periode leiden, ob psychisch oder physisch, und daher nicht an solchen Aktivitäten teilnehmen können, offensichtlich übertreiben und unangebracht jammern. Die Frauen im Fernsehen hopsen schließlich auch gutgelaunt durch die Gegend. Die Schauspielerinnen lachen wirklich bei jeder ihrer Tätigkeiten. Das erfüllt auch die tradierte Rolle der Frau in der Gesellschaft: eine uneingeschränkt (mindestens sanft) lächelnde, ihren Kummer und Schmerz still ertragende, Leistung erbringende Frau. Nicht zu viel Raum einnehmen. Sich kümmern. Die Bedürfnisse der anderen priorisieren.

Eine Person berichtete, dass ihre Freundinnen und sie keine Tampons verwenden wollten, weil sie Angst hatten, dadurch das Jungfernhäutchen zu zerstören und somit nicht nur ihre Jungfräulichkeit zu beenden, sondern auch diesen Eindruck bei ihren (möglichen) Entjungferern zu erwecken, falls beim ersten Sex kein Blut fließt. Die überemotionale Lobpreisung des reinen Körpers. Die patriarchale Fokussierung auf die Jungfräulichkeit. Als wäre der weibliche Körper ohne sie weniger wert. Weniger schön, der Sex inhaltsleer, die Liebe lieblos. Auch das ist eine Methode, diese Körper zu kontrollieren. Als seien sie das Eigentum des Mannes. *Slut shaming* als Reaktion. Dabei kann das Jungfernhäutchen sogar operativ eingesetzt werden. Es herrscht enormer Druck. Das Hymen als Indikator der Reinheit, der Unschuld existiert nicht. Das Häutchen ist vielmehr ein dehnbares Kränzchen. Es umrahmt die Vagina, statt sie zu verschließen. Denn wie würde sonst das Menstruationsblut abfließen? Ein sich noch immer haltender Mythos, der die sexuelle Enthaltsamkeit der Frauen sichern soll. Keine Masturbation, kein Sex vor der Ehe. Ein Märchen. Und ein boomendes Feld für Schönheitsoperationen.

Auch ich gehe, wenn ich menstruiere, in Clubs feiern, wild und exzessiv tanzen oder in mein Büro arbeiten. Ich bin auf Lesereise, treffe meine Freund*innen und habe ein schönes Leben. Aber es gibt auch die Momente, in denen ich beim Einkaufen so starke Bauchkrämpfe bekomme, dass ich mich noch bis zur nächsten Apotheke schleppe, Schmerzmittel einnehme und dann weinend auf der Parkbank sitze und auf deren Wirkung warten muss, obwohl meine Wohnung nur zehn Minuten entfernt ist. Es gibt auch die Momente, in denen ich mich bei einem Abendessen plötzlich aufs Sofa legen muss und aufgrund der stechenden Schmerzen im unteren Rücken nicht mehr aufstehen kann. Es gibt die Morgen mit unfassbaren Kopfschmerzen, Bauchkrämpfen und Tränen. Ich weiß nie, was kommt. Abgesehen von ihrer Signalwirkung (funktionierender Körper, keine Schwangerschaft) ist die Menstruationsphase aber kein Grund für Euphorie, der mich strahlen und Luftsprünge machen lässt. Zwar ist die Darstellung der Werbespots nicht grundsätzlich falsch. Richtig viele sind während ihrer Periode bestimmt so. Auch gut gelaunt, aktiv, fesch. Sie lassen halt was aus. Verschweigen, verheimlichen etwas. Und das ist eine der größten Qualitäten von Marketing, Werbung und PR. Die Auslassung, die Behauptung, das Erschaffen einer Phantasie.

Bislang scheint sich die Werbung auf das eine oder das andere Extrem verständigt zu haben. Entweder ist die Menstruation heimliches Problem, das eine Lösung durch die Wissenschaft erfordert, oder sie ist gar nicht wirklich anstrengend oder körperlich bemerkbar. Lange Zeit kamen diese Werbespots ohne Blut aus. Manchmal auch ohne die Nennung der Menstruation im Werbespot oder sogar auf der Verpackung – obwohl die Vermeidung von (peinlichen) Flecken während der Blutung der Hauptzweck dieser Produkte ist.

Die blaue Flüssigkeit in den Werbespots, die mein Aufwachsen bestimmte, wurde inzwischen durch rosafarbene und sogar rote ersetzt. Im September 2021 zeigte eine Werbung der Firma always erstmals blutähnliche Flüssigkeit im deutschen Fernsehen. In Australien wurde das bereits 2019 versucht. Der Bindenhersteller Libra beginnt den Spot mit einem dieser abwertenden Sprüche (*What do you call a girl on her period? Call her next week*) und zeigt dann unterschiedlichste, beiläufige, gewöhnliche Situationen. Eine männlich gelesene Person kauft Binden im Supermarkt. Ein Abendessen, bei dem eine weiblich gelesene Person fragt, ob jemand eine Binde hat. Blut, das in der Dusche den Oberschenkel herunterrinnt. Eine E-Mail an den*die Arbeitgeber*in mit dem Hinweis, dass jemand aufgrund der heftigen Periode zu Hause bleibt. Am Ende steht die Frage: »Warum gilt es als ungehörig, Menstruationsblut zu zeigen?« – während das Bild eine verpixelte Unterhose samt blutiger Binde zeigt. Der 2:22-minütige Clip endet mit einem roten Hintergrund, auf dem steht: »Die Periode ist etwas Normales. Sie zu zeigen, sollte das auch sein.«

Umgehend erfolgten Beschwerden, die von der australischen Regulierungsbehörde zurückgewiesen wurden. Sie begründeten ihre Entscheidung damit, dass der Werbespot die Gleichstellung sowie die Entmystifizierung der Menstruation fördere. Libras britische Schwesterfirma Essity hat bereits 2017 eine vergleichbare Kampagne gezeigt. Weltweit wurden die Spots im Internet gefeiert als eine zeitgemäße Darstellung der Periode. Eine alltäglichere, wahrhaftigere, mehrdeutigere. Die Personen im Clip sind jung, wahrscheinlich der Generation Z und den Millennials zugehörig. Eine neue Generation Kund*innen mit neuen Ansprüchen und einem (vermeintlich) anderen (feministischen) Bewusstsein (es kommt ja doch auf die Bubble an).

Wie oft landete nach dem Duschen schon ein Tropfen Blut auf dem Badezimmerteppich, und wie oft ärgerte ich mich darüber. Die wenigen Sekunden, in denen dieser (mutmaßliche) Mann im Supermarkt gezeigt wird, der zielstrebig nach der Packung Binden greift, sind (zumindest für mich) durchaus heilsam. Es ist selbstverständlich egal, für wen er nun einkaufen geht – ob für sich oder mich. Aber wenn ich diese Szene sehe, denke ich an meine ersten festen Freunde, Affären und Liebhaber, die sich in der Drogerie nicht weniger schämten als ich. An die, die das Regal schnell hinter sich lassen wollten. An die, die davor tuschelten. Menstruationsprodukte zu kaufen, war ein peinlicher Akt. Für manche ist er es immer noch. Ähnlich schlimm verhielt es sich mit dem Kauf von Kondomen oder Gleitgel. Bis weit in meine Zwanziger hatte ich Personen in meinem Leben, die sich weigerten, mir Menstruationsprodukte vom Einkaufen mitzubringen. Toxische und fragile Männlichkeit. Ignoranz und Bequemlichkeit. Ich kenne Männer in langjährigen, heterosexuellen Paarbeziehungen, die nicht wissen, wie das genau funktioniert mit diesen Produkten. Sie auch?

Der Typ in der Werbung weiß es. Ich will lieber so einen.

So positiv, neuartig und gut der Werbespot auch sein mag, ist er trotz allem mit einem käuflichen Produkt verknüpft. Diese neue Erzählstrategie wurde wahrscheinlich durch unterschiedliche Parameter befeuert, etwa durch ein internationales Erstarken feministischer Kämpfe und globale, solidarische Zusammenschlüsse. Neue Bedürfnisse einer neuen Generation an Kund*innen (die man für sich gewinnen möchte). Vielleicht gar das politische Interesse der Herstellerfirmen. Eine Marketingstrategie, die feministische Diskurse kapitalisiert. All diese Überlegungen sind wichtig. Denn sie führen zu einer Kaufentscheidung. Frauen (und in diesem Fall eben alle Menstruierende), die, wie bereits beschrieben, häufig mehr Geld für Produkte des täglichen Bedarfs bezahlen sollen, müssen sich ihrer Kaufkraft bewusst werden. Kaufkraft ist ein wichtiges Machtinstrument im Kapitalismus.

Auch in Deutschland veränderte sich der Markt der Menstruationsprodukte. Seit einigen Jahren scheint aus dem bisher auf vordergründig lediglich zwei Produktarten beschränkten Angebot ein reichhaltigeres zu werden – und ein nachhaltigeres. Neben den Einmalprodukten, die weltweit unfassbar viel Müll produzieren und eine Entsorgungskatastrophe darstellen, kamen die Schwämme, die Menstruationstasse, die Soft-Tampons und wiederverwendbare, waschbare Binden zurück. Menstruationsunterhosen gibt es mittlerweile in der Drogerie und bei großen Bekleidungsmarken im regulären Sortiment. Die Praxis des *free bleeding* wird besprochen. Dabei versuchen Menstruierende, die eigenen Blutungsintervalle herauszufinden und dann rechtzeitig die Toilette aufzusuchen.

Befindet man sich vor so einem Produktregal, wird offensichtlich, dass sich auch die Werbesprache verändert hat. Einhorn bietet die (Biobaumwoll-)Tampons in milchkartonähnlicher Verpackung an, mit Slogans wie: »Wir haben gelernt, uns're Flecken zu verstecken und die Schmerzen wegzuscherzen. Doch diese Zeilen sind 'ne Ode, an nichts als an die Periode! Hebt die Stimmen, es wird laut, denn wir sind viele and we are proud!« Auf den Packungen befinden sich Illustrationen von diversen Körpern. Die verwendete Sprache ist inklusiv und spricht alle Gender an. Die Hersteller geben sich humorvoll, schambefreit leicht und auffällig. Eine konträre Haltung und Darstellung. Die Wirkmacht der Sprache. Ähnlich *loud and proud* zeigt sich der Soft-Tampon-Hersteller nevernot und positioniert sich gleichzeitig als sexpositiv. Nevernot bietet im eigenen Sortiment nicht nur ein Menstruationsprodukt, mit dessen Eignung beim Geschlechtsakt geworben wird, sondern auch Intimöl, Gleitgel und Merchandise an. Die Grenzen zwischen Aktivismus und Gewinnorientierung sind wabernd. Dennoch sollen das Potenzial und die Kraft zur Veränderung durch Werbung, Marketing und PR weder ignoriert noch diskreditiert werden. Aus einer diskriminierenden lässt sich eine inklusive Praxis schaffen.

In Momenten, in denen ich vor einem Regal mit Menstruationsprodukten stehe, denke ich gern an meinen Vater. Der war richtig sauer, wenn ich von mir behauptete, am allerliebsten Coca-Cola zu trinken. Meine Vorliebe sei nichts als ein großes, unreflektiertes Reinfallen auf Marketing, sagte er dann (in meiner Erinnerung schrie er es geradezu). Was ich als Kind nicht glauben wollte, weil ich dachte (so wie auch heute), ich hätte halt Geschmack. Dass mir dieses schwarze koffeinhaltige Produkt am allerbesten von allen vergleichbaren Getränken schmeckte, lag, davon war er fest überzeugt, nur daran, dass ich es überall permanent zu sehen bekam. Nun mag das stimmen. Oder gestimmt haben. Heute trinke ich selten eine Colavariante, und wenn, dann relativ gleichgültig und wahllos Hauptsache, ohne Zucker. Heute kenne ich jedoch meinen

Einfluss als Käuferin. Wenn ich also auf (Einmal-)Menstruationsprodukte zurückgreifen muss, wähle ich die, die für einen unverkrampften und offenen, trans*-inklusiven Umgang werben – und nicht jene, die mich zur Heimlichkeit anstiften wollen. Und erzeuge damit (natürlich nicht alleine) Nachfrage, weil diese Marketingstrategie zieht. Es ist ein Kreislauf. Eine Wechselbeziehung zwischen Ablehnung und Anerkennung. Nicht zuletzt aber eine Frage des eigenen Vermögens. So schrecklich es klingt, Haltung muss man sich leisten können. Die Biobaumwolle auch.

Als Drogeriemärkte anfingen, auch Sextoys wie Vibratoren, dazu passende Reinigungsmittel und mehrere Gleitgelvarianten, eine breitere Auswahl an Kondomen und Menstruationsprodukten ziemlich prominent anzubieten, weil sie völlig normal sind, freute ich mich. Mir ist die Auswahl, wenn es um Toys geht, noch nicht aufregend oder divers genug, aber selbst mit solchen Angeboten schafften es neue Läden (auch explizit queerfeministische), in die Innenstädte einzuziehen, die wenig mit den Orion- und Beate-Uhse-Läden gemeinsam haben. Womit ich keinesfalls die Verdienste von beispielsweise Beate Uhse schmälern möchte. Es geht um eine vielleicht neue, feministische Beiläufigkeit, die offener ist für Konzepte außerhalb des heteronormativen Verständnisses, mit weniger Konzentration auf den Penis im Allgemeinen. Ich frage mich, wie es wohl ist, heute Teenager zu sein. Mit dieser Bandbreite und diesem Selbstverständnis aufwachsen zu können, dass sexuelle Gesundheit nicht schambehaftet sein muss. Ich stelle mir vor, dass mein 17-jähriges Ich einfach im Drogeriemarkt den ersten Vibrator, Kondome und Menstruationsprodukte kauft. Aus neugieriger Vorfreude vielleicht aufgeregt ist. Aber nicht diese komplexe Befangenheit verspürt. Ich kenne kaum Teenager. Die wenigen, die ich kenne, vermitteln mir dieses lässige, aufgeklärte, progressive Bild. Aber vielleicht sind sie auch die Minderheit. Sorgen wir dafür, dass sie die Mehrheit werden.

Ich selbst hadere mit all meinen Produkten. Obwohl ich prinzipiell auf Menstruationsunterhosen schwöre, weil sie einfach gewaschen und wiederverwendet werden können, bequem und auch durchaus sexy sind (Tragegefühl, Stofflichkeit, Optik), muss ihre Zusammensetzung sehr genau kontrolliert werden. Genauso bei Einmalprodukten. Einige Unterhosen enthalten Biozide wie Zinkpyrithion und Silberchlorid als antibakterielle Schicht. In Tampons befinden sich häufig hormonell wirkende Schadstoffe wie Phthalat-Weichmacher oder Dioxin, manchmal auch Glyphosat, die über die Schleimhäute besonders gut aufgenommen werden. Immer wieder stehen Inhaltsstoffe unter Verdacht, krebserregend zu sein oder Allergien auszulösen. Es lohnt sich, regelmäßig auf unabhängige Forschungs- und Testergebnisse zu achten.

Und dann auch noch das Plastik. Der Plastikanteil variiert, bei Tampons beträgt er bis zu sechs Prozent. Binden werden sogar aus bis zu 90 Prozent rohölbasiertem Kunststoff hergestellt. So eine Vulva wird also unter Umständen ständig diesen Schadstoffen ausgesetzt. Hinzu kommt die Verpackung. Die Entsorgung ist in beiden Fällen nicht geklärt. Der Großteil der im Handel erhältlichen Menstruationsprodukte besteht mehrheitlich aus Kunststoffen und ist nicht biologisch abbaubar. Die Periode ist ein globales Umweltproblem. In der EU werden beinah 50 Milliarden Tampons, Binden und Slipeinlagen pro Jahr verwendet. Jede menstruierende Person, die auf diese Produkte setzt, braucht davon Hochrechnungen zufolge 15 000 bis 18 000 Stück in ihrem Leben. Inzwischen gibt es Bestrebungen, Einwegplastik zu reduzieren und zu verbieten. Menstruationsprodukte gehören zu den zehn Plastikprodukten, die am häufigsten an Stränden und Küsten gefunden werden. (Übrigens sollte an dieser Stelle darauf hingewiesen werden, dass Menstruationsprodukte nie in und durch die Toilette entsorgt werden sollen. Sondern im Mülleimer.) Plastikprodukte brauchen mehrere Hundert Jahre, um zu verrotten. Auch jene, die aus Biobaumwolle hergestellt wurden, sind nicht kompostierbar, sondern müssen im Restmüll entsorgt werden.

Gut wäre also, wenn die Produkte kein Plastik enthielten, sondern schadstofffrei und aus biologisch abbaubaren Materialien gefertigt und so verpackungsarm wie möglich angeboten würden. Aber all das ist auch eine Finanzierungsfrage. Man müsste den eigenen Verbrauch beobachten und ausrechnen, wie hoch die Ausgaben sind. Vielleicht lohnt sich die Investition in wiederverwendbare, nachhaltigere Produkte. Menstruationsschwämme beispielsweise sind so ein hundertprozentiges Naturprodukt. Bin ich den ganzen Tag an einem Ort, versuche ich, so oft es geht, auf das Konzept des *free bleeding* zurückzugreifen. Persönlich bevorzuge ich eine Mischvariante. Weil ich mich oft während der Periode besonders schön, sexy und begehrenswert fühle, ziehe ich mich auch gern so an. Wenn mein Drang, eine weiße Hose anzuziehen, besonders groß ist, kann ich mir sicher sein, dass die Menstruation ansteht. Menstruationsunterhosen scheinen mir dafür die stressfreieste Variante. Aber letztendlich muss das jede menstruierende Person das für sich herausfinden (zum Glück gibt es Auswahl!). Einige Menstruierende berichten, dass sie weniger Krämpfe haben, wenn sie sich keine Tampons einführen. Seit ich (sehr) lange künstliche Fingernägel trage, fallen für mich leider die Menstruationstassen weg, die ich sehr gerne benutzt habe. Wobei ich einmal beim Auswaschen zu übermütig war und das ganze Badezimmer meiner Freundin mit meinem Blut vollspritzte. Es blieb nicht unbemerkt.

Unbemerkt lief die Periode übrigens vor der Einführung der Massenprodukte auch nicht unbedingt ab. Berichten zufolge wurde in der frühen Neuzeit und während des viktorianischen Zeitalters durchaus frei geblutet. Zumindest in der britischen Arbeiter*innenklasse. Das ergibt in der kapitalistischen Produktionslogik auch Sinn, denn die Arbeitskraft der Menstruierenden wurde schließlich gebraucht. Eine pragmatische Lösung in den Fabriken war Sägemehl, das auf den Boden gestreut und abends ersetzt wurde. Damals wurde offen über die Periode gesprochen. Ein gutes Beispiel dafür, wie sich der Umgang mit diesem Themenkomplex über die Jahrhunderte hinweg beschreibt. Mal war man engstirniger, mal befreiter. Im Mittelalter hatte die Menstruation und auch die Vulva übrigens keinen so schlechten Ruf. In der Kunst gab es Darstellungen von beidem. Die Periode galt als Reinigungsprozess. Ja, ihr wurde sogar die Fähigkeit nachgesagt, Männer von ihrer Leidenschaft zu befreien (eine fragwürdige Interpretation).

Mehrere Generationen menstruierender Menschen sind nun mit den Massenprodukten aufgewachsen. Oftmals haben die Hersteller gleichzeitig auch die Informations- und Aufklärungsarbeit übernommen. Zuvor gaben Menstruierende ihr Wissen an Jüngere weiter. Das tun nun die Firmen, die mit der Einführung ihrer Produkte auch gratis Broschüren und Filme auf den Markt brachten. Mit ihrer wissenschaftlich klingenden Sprache zielten sie auf einen autoritären Ton und allwissendes Auftreten ab und verdrängten das persönliche Gespräch. Auch in Schulen wurden Werbematerialien mit Gratisproben verteilt, was den Schüler*innen ein Markenbewusstsein verschaffen und sie zu Konsument*innen ab der Menarche machen

Menstruationsprodukte

von der Antike bis heute

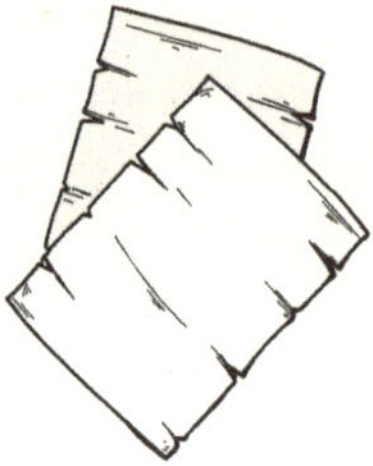

Binde

Schon im alten Ägypten gab es behelfsmäßige Binden aus Papyrus.

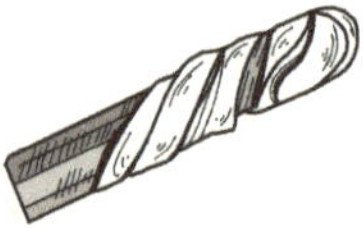

Tampon

Im 5. Jahrhundert v. Chr. benutzten Griechinnen mit Leinen umwickelte Holzstücke als Tampons.

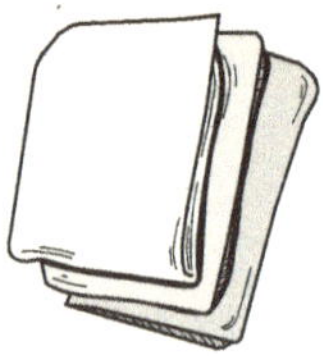

Lumpen

Im 19. Jahrhundert wurden alte Stoffreste als Binden verwendet – oder auch gar nichts ...

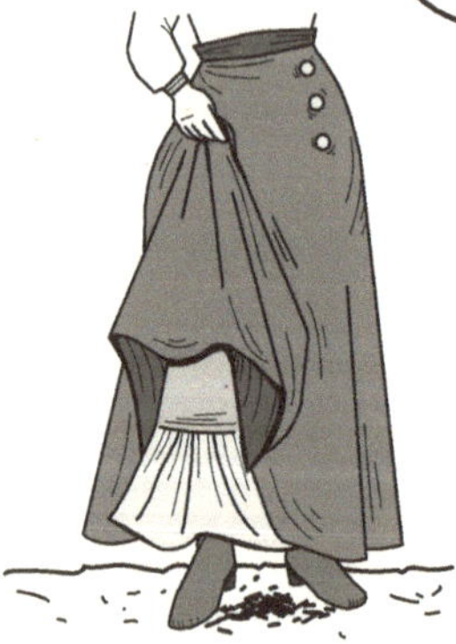

Free Bleeding

... denn auch free bleeding gab es damals schon. In den frühen Fabriken, in denen vor allem Frauen arbeiteten, war deshalb der Boden stets mit frischen Sägespänen bestreut.

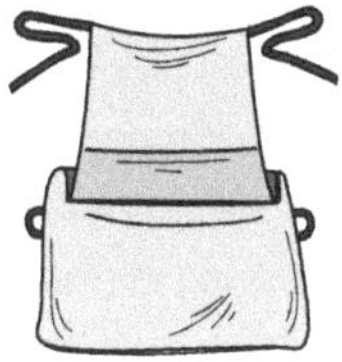

Schürze

Im 19. Jahrhundert wurde aber auch eine Schürze erfunden, die unter dem Kleid zu tragen war.

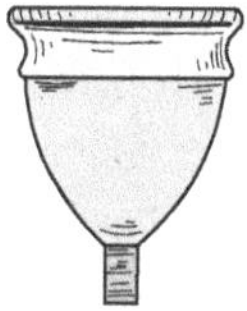

Menstruationstasse

Bereits 1867 erfand S. L. Hockert die Menstruationstasse. Leona Chalmers entwickelte 1937 ein kommerzielles Modell.

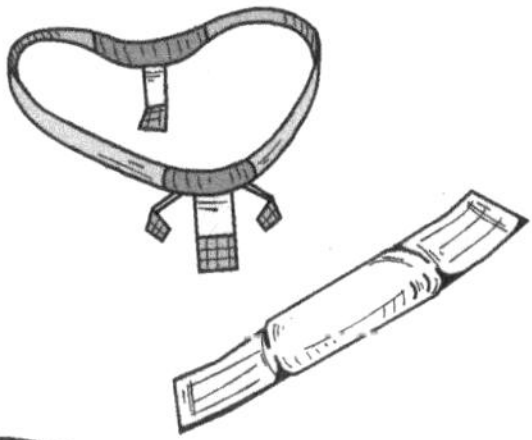

Einwegbinde

Die erste kommerzielle Binde, von einem Gürtel gehalten, brachte Johnson & Johnson in den USA 1897 auf den Markt.

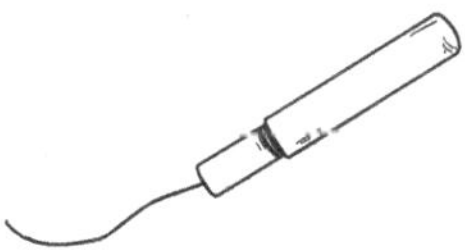

Einwegtampon mit Einführhilfe

Den ersten kommerziellen Tampon mit Einführhilfe brachte Earle Haas in den USA 1931 auf den Markt.

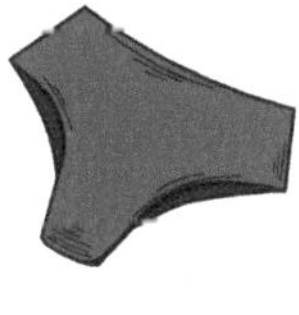

Menstruationsunterwäsche

Seit 2017 ist waschbare Periodenunterwäsche auf dem Markt.

sollte. Je mehr Generationen sich auf die Aufklärung durch die Herstellerfirmen verließen und auf deren Produkte vertrauten, umso weniger musste (im Privaten) über die Menstruation gesprochen werden. Das Durchdringen der Konsumkultur. Wenn ich an die Frauen in meiner Familie denke, kann ich ihnen den vielleicht meiner Meinung nach verklemmten Umgang schlecht vorwerfen, da ihnen beigebracht wurde, sich an bestimmte Normen und vor allem zurückzuhalten – und sie sich noch in engeren Konstrukten des gesellschaftlich Akzeptierten bewegen mussten. Wenn ich jedoch an die Männer in meinem Leben denke, die Witze über die Menstruation mach(t)en, bin ich wesentlich unversöhnlicher. Das Patriarchat zieht seine Kinder heran.

Gesundheit und Sexismus

Kommen wir zurück zum Geld – ein ebenfalls gutes Kontrollmittel – und zum Arbeitsmarkt. Zurück zum Vorwurf des Menstruationsurlaubes. Die Benachteiligung der weiblichen Arbeitskraft umfasst nicht nur den monatlichen Nettolohn, es geht auch um gesellschaftliche Anerkennung, um Rentenvorsorge, um finanzielle und wirtschaftliche Unabhängigkeit von Partner*innen. Um die eigene Sicherheit. Mir persönlich ist es egal, ob Menstruierende, ob Frauen dieses Modell ausnutzen könnten, ob sie (starke) Schmerzen vortäuschen, um etwas mehr Freizeit für sich zu ergattern (alle marginalisierten Personen verdienen mehr Pausen vom Patriarchat!). Mir ist wichtiger, dass diejenigen, die Schmerzmittel brauchen, um zu funktionieren, eben nicht funktionieren müssen – und davon keine Nachteile haben. Dass sie geschützt und unterstützt werden.

Dieses Missverständnis, dass es sich um eine (Erschleichung) von Urlaub handele, hat auch mit der Unwissenheit von (vorwiegend männlichen) Entscheidungsträger*innen zu tun, die auf den Status quo pochen und sich berechtigt fühlen, einen Normalzustand zu definieren. Wer sich mit der Periode nicht beschäftigt und die Ausmaße nicht (er)kennt, kann sich schwer hineinversetzen. Eine häufige Reaktion auf die Forderung nach gratis Menstruationsprodukten ist die Forderung nach gratis Rasierern für Männer. Wie kommen die auf so einen Vergleich? Mir fällt das empörte Entsetzen meines Nachbarn darüber ein, dass seine Partnerin während ihrer Periode den Haushalt vernachlässige. Ich habe ihn ausgelacht. Und an die fröhlichen weißtragenden Frauen aus dem Fernsehen gedacht. Man könnte beinah Mitleid empfinden, bei so einer Ignoranz. Bei so einer Unwissenheit.

Wenn es um sich ändernde Arbeitsstrukturen geht, sind Ängste unvermeidlich. In diesem Fall kommen Fragen wie: Verschlechtert sich der Zugang zum Arbeitsmarkt für Frauen zusätzlich, sofern solche Regelungen Mehrkosten für Arbeitgeber*innen verursachen? Ich wurde schließlich in fast jedem Bewerbungsgespräch nach meinen Kinder- und Familienplänen gefragt. Ist die Menstruation eine Krankheit, die eine Krankschreibung, ein ärztliches Attest benötigt? Wollen Menstruierende (was ist in diesem Fall mit menstruierenden Männern und non-binären Personen?), dass ihre Arbeitgeber*innen über den Zyklus informiert werden? Verstärkt so eine Maßnahme das Stigma?

Lange Zeit ging es darum, Frauen überhaupt Zugang zum Arbeitsmarkt zu erschaffen. In andere Berufe, in andere Positionen, in andere Bereiche vorzudringen. In die Chefetagen zu kommen. Dabei ging es um die Gleichberechtigung und Gleichstellung der Geschlechter. Es sollte (irgendwann) unbedeutend sein, welches *sex* und welches *gender* eine arbeitende Person hat. Frauen mussten jahrzehntelang beweisen, dass sie genauso leistungsfähig, stark, intelligent, verantwortungsbewusst (usw.) wie Männer in den angestrebten Berufen, Positionen und Bereichen sind. Ist die Berücksichtigung der Menstruation im Arbeitskontext dann ein feministischer Rück-

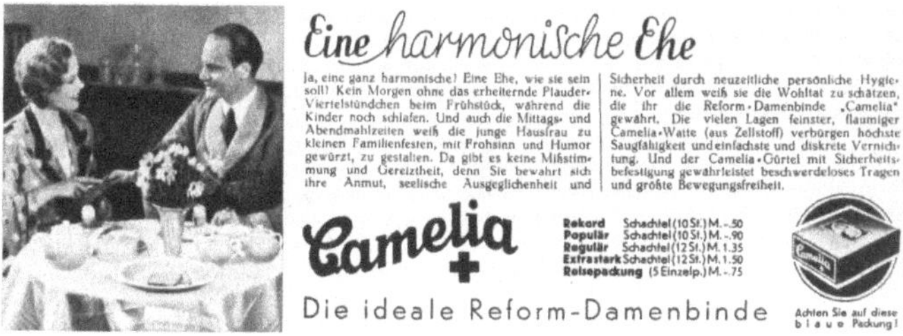
Eine harmonische Ehe
Ja, eine ganz harmonische! Eine Ehe, wie sie sein soll! Kein Morgen ohne das erheiternde Plauder-Viertelstündchen beim Frühstück, während die Kinder noch schlafen. Und auch die Mittags- und Abendmahlzeiten weiß die junge Hausfrau zu kleinen Familienfesten, mit Frohsinn und Humor gewürzt, zu gestalten. Da gibt es keine Mißstimmung und Gereiztheit, denn Sie bewahrt sich ihre Anmut, seelische Ausgeglichenheit und Sicherheit durch neuzeitliche persönliche Hygiene. Vor allem weiß sie die Wohltat zu schätzen, die ihr die Reform-Damenbinde „Camelia" gewährt. Die vielen Lagen feinster, flaumiger Camelia-Watte (aus Zellstoff) verbürgen höchste Saugfähigkeit und einfachste und diskrete Vernichtung. Und der Camelia-Gürtel mit Sicherheitsbefestigung gewährleistet beschwerdeloses Tragen und größte Bewegungsfreiheit.
Camelia
Rekord Schachtel (10 St.) M. -.50
Populär Schachtel (10 St.) M. -.90
Regulär Schachtel (12 St.) M. 1.35
Extrastark Schachtel (12 St.) M. 1.50
Reisepackung (5 Einzelp.) M. -.75
Die ideale Reform-Damenbinde
Achten Sie auf diese blaue Packung!

Eine Frau, die menstruiert, sollte sich das in den 1930er Jahren nicht anmerken lassen. Werbeanzeige der Bindenmarke Camelia, in: Mode und Heim, Heft 17, 5. 10. 35, S. 24.

schritt, da sie sich wieder mit dem Körper befasst – eine Konzentration auf Merkmale, die wir eigentlich überwinden wollen?

Viele Frauen, die es in die Chefetagen schafften, haben sicherlich auf persönlicher Ebene Opfer gebracht. Zum Teil auch große. Jetzt sind sie allerdings in Positionen mit der nötigen Macht (und Verantwortung), um anderen, den Nachkommenden, das Leben, die Arbeitswelt einfacher zu machen. Die körperliche Unversehrtheit von Arbeitnehmer*innen in den Vordergrund zu rücken, kann kein Rückschritt sein. Jede Firma kann entsprechende Regelungen einführen, wenn die Gesetzeslage noch hinterherhinkt. Dabei sollte aber auch gleich die Menopause mitbedacht werden. Und die Kinderbetreuung. Es geht um Nuancen. Um Zeichen und Symbole. Es geht, pragmatisch betrachtet, um die Toiletten. Sind sie inklusiv? Gibt es Produkte? Gibt es überhaupt Mülleimer – auch auf der Herrentoilette? Orte, um ungestört wiederverwendbare Produkte zu reinigen?

Endometriose

Es gibt eine Krankheit, die lange Zeit weder diagnostiziert noch benannt wurde, noch heute ist sie nicht allgemein bekannt. Obgleich es sich dabei um die zweithäufigste gynäkologische Erkrankung nach Myomen handelt und Personen in einem recht langen Abschnitt zwischen Heranwachsen und Wechseljahre betreffen kann. Noch immer dauert es statistisch gesehen in Deutschland mehrere Jahre (zwischen vier bis acht), bis die Diagnose Endometriose gestellt wird. Ein ausgeprägtes Symptom der Endometriose sind starke Menstruationsschmerzen, die jedoch häufig nicht als Symptom ernst genommen werden. Bei dieser weitverbreiteten Krankheit treten Zysten und Entzündungen beispielsweise an Eierstöcken, Darm, Bauchfell, aber auch außerhalb des Bauchraums auf. Die dadurch erlebten Schmerzen können also den gesamten Körper betreffen. Das dabei gebildete Gewebe ähnelt dem der Gebärmutterschleimhaut, und die Entzündungs-

Der Zyklus kann aber auch eine ganz andere Erfahrung sein. Wie ist die Periode für nicht-binäre und/oder trans*Personen? Das Menstruieren im öffentlichen Raum. Ein Freund erzählte mir, dass er durch den Kauf seiner Menstruationsprodukte herausfinden wollte, ab wann er an der Kasse als männlich gelesen wurde. Dass dieser Prozess aber auch mit einer Angst vor Überführung und gesellschaftlicher Bloßstellung einherging. Als ungenügend entlarvt zu werden. Wenn die Periode der Akt des »Zur-Frau-Werdens« ist, ergibt sich für diese Körper eine ganz andere Problematik. Eine Hormonbehandlung verändert den Zyklus. Die Einnahme von Testosteron

herde können mit dem Zyklus wachsen bzw. schrumpfen und bluten. Diese Herde werden zwar als gutartig kategorisiert, können aber metastasieren und bleibende Schäden an Organen verursachen. Zu den Folgen zählen chronische Entzündungen, Vernarbungen, Verwachsungen und auch Blutungen.

Man geht davon aus, dass bei 40 bis 60 Prozent der Fälle von ungewollter Kinderlosigkeit eine Endometriose der Verursacher ist. Diese Krankheit ist vielseitig. Manche haben weder Schmerzen noch Behandlungsbedarf, bei anderen werden die Herde entfernt, und sie bleiben danach schmerzfrei. Bei der Hälfte der Patient*innen besteht jedoch ein dauerhafter Therapiebedarf. Denn selbst nach der Entfernung (einer Laparoskopie unter Vollnarkose) können ständig neue Herde und Zysten entstehen. Am wahrscheinlichsten tritt Endometriose im Alter zwischen 35 und 45 Jahren auf, jährlich gibt es circa 40 000 Neuerkrankungen in Deutschland.

macht die Periode schwächer und beendet sie irgendwann. Härtere sexuelle Praktiken können aber durchaus spontan nochmal eine Menstruation auslösen. Eine meiner Freundinnen erzählte mir von härterem Sex mit ihrer Partnerperson, die bereits seit Monaten keine Blutung mehr gehabt hatte. Plötzlich war da Blut und die Sorge einer Verletzung. Als die Partnerperson einen plötzlich auftretenden Schmerz mit der Periode verglich und sie mit anderen trans*Personen sprachen, waren sie wieder beruhigt. Es kann helfen, ein Netzwerk zu schaffen. Informationen zugänglich zu machen. Nach der Coronaimpfung gab es einige Berichte über sich verändernde

Zyklen. Trans*Personen berichteten, dass die Menstruation daraufhin bei ihnen wieder einsetzte. Bei manchen lediglich einmal, bei manchen öfter.

Dass die Medizin (Forschung, Ausübung, Lehre) sexistische Tendenzen hat, dürfte in Anbetracht der Welt, in der wir leben, keine Überraschung sein. Theoretisch. Dass das jedoch praktisch so weitreichende Folgen haben kann, wird, anstatt die strukturellen Begebenheiten zu überprüfen, häufig als individuelles Erlebnis abgetan. Nun ist es so, dass die Gebärmutter, die Vulva, die Vagina, die Eierstöcke lange als ein faszinierendes Mysterium behandelt wurden. Respektive gar nicht. Die Vorstellung, dass die Gebärmutter im Körper herumwandert und die nach ihr benannte Hysterie auslöst, galt lange als Fakt. Welche Stelle des weiblichen Körpers gilt in so einem Leben nicht als mangelhaft, kontroll- und korrekturbedürftig? Vielleicht der Ellbogen.

In der medizinischen Forschung geht es natürlich auch ganz praktisch um Körper. Werden Arzneimittel, Impfstoffe, Verfahren an in jeglicher Hinsicht diversen Proband*innen getestet? Die gleiche Fragestellung gilt für viele andere Lebensbereiche, die sich bisher auf einen männlichen Modellkörper konzentrierten.

Erscheint eine als weiblich gelesene Person mit (starken) Unterleibsschmerzen in einer Praxis, einer Notfallaufnahme oder ganz allgemein in einem Raum (ob öffentlich oder privat), wird sie nachweislich weniger ernst genommen als eine männlich gelesene. So wie ihr auch effizient beigebracht wurde, aus der Periode kein Spektakel zu machen. Stattdessen, falls verfügbar, Schmerzmittel zu schlucken und weiterzumachen. In diesem Zusammenhang kann ich mehrere, sich beinah deckende Anekdoten erzählen. Die folgende wurde anonym mit mir geteilt.

Eine Person berichtet von einer Menstruation als Vierzehnjährige, bei der sie zusätzlich zu ihrer Blutung starken Brechdurchfall und Fieber bekam. Sie schrieb, dass sie in einer Familie ohne Frauen aufwuchs und ihr Vater sie nicht zum Arzt bringen wollte, weil das normal sei. Nachts wurde sie dann mit einer schweren Salmonellenvergiftung im Krankenhaus eingeliefert.

Wenn ich an Behandlungen in Arztpraxen oder Krankenhäusern zurückdenke, fallen mir ständig bestimmte Szenen ein. Als ich mit einer schweren Blasenentzündung an einem Freitagabend in die Notfallaufnahme musste und vom Arzt angeschrien wurde, warum ich mit so einer Lappalie an so einem Tag in der Woche dort ankäme – bis die Testergebnisse vorlagen. Ich denke an die Gynäkologin, die nach meiner Sorge um eine etwaige Schwangerschaft aufgrund eines gerissenen Kondoms die Fetzen aus meiner Vagina zog und erstaunt sagte: »Sie haben ja tatsächlich verhütet.« An den Apotheker, der mich zwang, die Pille danach vor seinen Augen zu nehmen, und mich dabei unentwegt beleidigte. Den Gynäkologen, der mir als Sechzehnjährige die Pille verschrieb, damit ich nicht mehr so starke Menstruationsschmerzen erleben musste und vor allem nicht schwanger werden konnte – und der mich nicht über die Begleiterscheinung der Pilleneinnahme aufklärte. Die Apothekerin, die meine letzte Lebensmittelvergiftung und daraus resultierende Übelkeit als Schwangerschaft fehleinschätzte und mir nicht glauben wollte, dass kein Ei befruchtet, sondern schlechter Fisch gegessen wurde.

Und dann denke ich an die Geschichte meiner Freundin S., die sich stundenlang übergeben musste und sich allein zu Hause vor Schmerzen krümmte. Wortwörtlich. Drei Anrufe bei der Notrufnummer brauchte es, bis endlich der Einsatzwagen kam, sie aus dem fünften Stock nach unten manövrierte und ins Krankenhaus brachte. Beim zweiten Anruf hatte man ihr noch genervt gesagt, sie solle halt, wenn es denn wirklich so schlimm sei, in die nahegelegene Klinik laufen. Aber meine Freundin konnte nicht mehr laufen. Sie hatte mehrere geplatzte Zysten im Bauch und musste umgehend operiert werden (was dann auch sofort geschah). Niemals hörte ich eine Entschuldigung in diesen Situationen. Hat jemand anderes eine bekommen?

Nun kann man freilich sagen: blöd gelaufen. Da waren die falschen Personen in den falschen Momenten zuständig, und es ergab sich eine fatale Abfolge und daraus wirklich doofe Situationen. Das ist auch sicherlich im Rahmen des Möglichen. Aber diese wenigen Beispiele genügen doch, um auf einen strukturellen Umstand hinzuweisen: eine sexistische Medizin, die in erster Linie auf cis Männer ausgerichtet ist. Forscher*innen ist mittlerweile klar, dass starke Menstruationsschmerzen mit Herzinfarkten vergleichbar sind. Dass die Medizin nicht nur sexistische, sondern auch rassistische Tendenzen hat, sei hier besonders hervorgehoben. Denn Studien zufolge werden Schmerzen bei schwarzen Personen und PoC noch weniger ernst genommen, sie erhalten mitunter sogar eine andere, schwächere Medikation als *Weiße*.

In den vergangenen Jahrtausenden gab es unterschiedliche Betrachtungsweisen und Einschätzungen der Periode. Vom giftigen Blut, das jede*n und alles infiziert, sobald die menstruierende Person etwas berührt, bis hin zu übernatürlichen Kräften. Selten ist die Periode, oder zumindest die erste, ein positiver, feierlicher Akt und Anlass für eine Zeremonie oder eine Party (aber auch das gibt es). Stattdessen ist der weibliche Körper seit jeher Gegenstand zahlreicher Erklärungsversuche.

Das führte auch zu Theorien von minderentwickelten Hirnen, Penisneid, allgemeiner Unvollständigkeit, erfundenen Krankheitsbildern wie der Hysterie und daraus folgenden Hunderten, das Leben stark einschränkenden Verboten. Die Ursache ist das Patriarchat mit seinen restriktiven Tendenzen, Hierarchisierungen zu erschaffen und Körper kontrollieren zu wollen. Schon in der Antike verfestigte sich die Überzeugung, dass die Blutung ein eindeutiger Hinweis auf eine mangelnde Entwicklung sei. Die Frau galt als unvollständiger Mann, der einen untergeordneten Stellenwert hat.

Es gibt die in gleich mehreren Religionen verhaftete Idee, dass eine menstruierende Person unrein sei. Laut der Bibel soll die Unreine nicht auch noch andere anstecken, sondern, je nachdem, wo sie sich befindet, bis zu sieben Tage allein mit sich und ihrem unreinen Körper bleiben (Altes Testament). Wird sie nicht isoliert, soll sie zumindest niemanden berühren. Findet doch eine Berührung statt, muss man sich einer Reinigung unterziehen. In anderen Religionen kann die Anwesenheit einer menstruierenden Person zur Wirkungslosigkeit von Zeremonien oder gleich zur Umkehrung eines Ritus führen. Die Periode wurde auch schon als Ergebnis des Sündenfalls gedeutet.

Auch heute noch ist die Meinung verbreitet, dass sich die Menstruation auf sämtliche Bereiche auswirken kann. Vor allem im Haushalt scheint der Aberglaube der alles verderbenden Blutung noch präsent: Weder sollen Menstruierende Sahne schlagen (wird nichts), sich offenen Wein- und Essigflaschen nähern (alles wird sauer oder gärt), Obst oder Gemüse einkochen (es schimmelt prompt), Brot backen (der Teig geht nicht auf), keine Mayonnaise verwenden oder Sushi zubereiten (es wird alles schlecht, und den Essenden auch), noch sollen sie den Garten bepflanzen (es geht alles ein). Eine Menstruierende soll nicht zum Friseur gehen (es werden Tränen fließen) oder Schnittblumen in eine Vase stellen (sie welken sofort). Hunde, die am Blut Menstruierender leckten, werden tollwütig, schöne Spiegel werden matt, die Früchte fallen von den Bäumen, die Bienen sterben. Außerdem gibt es den Irrglauben, dass Menstruierende nicht im offenen Meer baden sollen, da von ihrem Blut Haie angelockt werden würden – die wahrscheinlich nicht nur sie selbst, sondern auch alle anderen blutgierig zerfleischen. Und die anderen können ja nun wirklich nichts dafür.

Hippokrates, Aristoteles und Galenos waren sich einig und sicher, dieses Blut ist gefährlich! Jeglicher Kontakt muss verhindert werden. Sonst endet alles in einer Katastrophe. Dass das Menstruationsblut weder giftig ist noch Giftstoffe enthält, wurde zwar bewiesen. Allerdings erst 1958. Es ist weder gefährlich(er) noch infektiös(er) als das restliche Blut des Körpers. Trotzdem fehlt es noch an Aufklärung über diese wohl bahnbrechenden Erkenntnisse. Wie auch der Umgang mit der (eigenen) Periode oft von Unwissen geprägt ist. Es wimmelt nicht nur von Verboten oder Warnungen, sondern auch von unsinnigen Tipps, ob durch Medien oder als private Ratschläge. Es gibt richtig viele Aktivitäten, auf die während der Blutung lieber verzichtet werden soll. Darunter fallen Sport, Campen, Tanzen oder das Essen salziger Speisen.

Mit enormer Hingabe lese ich im Internet die Tipps für Männer, die menstruierende Freundinnen haben. Hat sie Schmerzen? Dann braucht er sich nicht zu große Sorgen machen, ist normal. Ist sie recht sensibel? Einfach verständnisvoll sein, dann sind die Stimmungsschwankungen auch gleich durchgestanden. Ist sie leicht reizbar? Puh, das ist anstren-

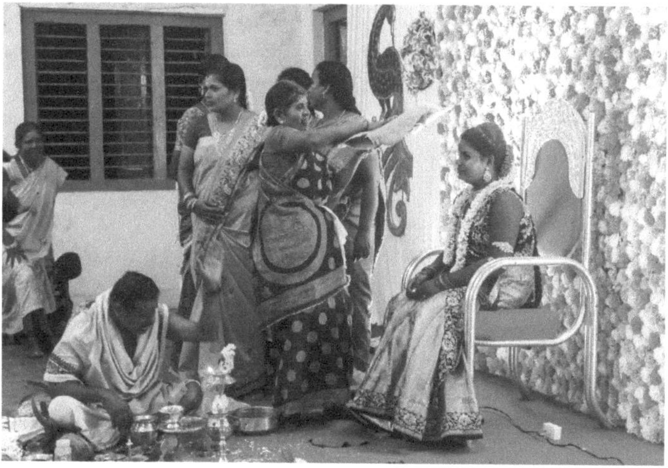

In bestimmten Regionen Indiens wird der Übergang vom Mädchen zur Frau heute noch mit einer Zeremonie gefeiert.

gend! Vielleicht mal einen Spaziergang machen? Einen Regelkalender führen? Dann weiß man(n) das nächste Mal früher Bescheid. Sie nimmt zu? Das sind einfach nur Wassereinlagerungen, trotzdem Komplimente machen! Lust auf Sex? Finden manche seltsam, einfach mal drüber sprechen!

Aber es gibt auch schöne Beispiele. Schön ist dabei Auslegungssache. In manchen Kulturen wird beim Einsetzen der Menarche ein Ritual oder eine Zeremonie abgehalten. Etwa um anzuerkennen, dass das Kind nun erwachsen geworden ist. Oder die Menarche ist ein Grund, eine Party zu schmeißen. Die Partybedingungen hängen dabei wohl eher von der familiären Einstellung zur Menstruation ab. In manchen Traditionen werden Symbole der Reife verschenkt, besonders nahrhafte Speisen zubereitet oder Ratschläge verteilt. Bei anderen Kulturen kommt eine Erwartungshaltung in Bezug auf baldige Familienplanung und Heirat auf, oder es werden Einschränkungen des alltäglichen Lebens eingeführt. Sollten meine Nichten irgendwann anfangen zu menstruieren, werde ich ihnen jedenfalls mindestens eine rosa Torte und eine nach Vulva aussehende Blume vorbeibringen. Ich liebe aber auch Parties. Warum also nicht neue Gründe für sich finden?

Menstruationsliebe

Durch Vorurteile und Ängste gegenüber der Periode wurde die menstruierende Person lange Zeit eingeengt. In bestimmten Religionen ist es sogar verboten, während der Blutung Sex zu haben. Dabei ist längst bewiesen, dass sich Sex und Orgasmen krampflösend und schmerzstillend auswirken können.

Einmal hatte ich einen Liebhaber, der sich, als er das blutige Kondom von seinem Penis zog, so dermaßen ekelte, dass er mich beinah anschrie, warum ich ihn über das Eintreten der Periode nicht informiert hätte. Zugegebenermaßen informiere ich tendenziell gerne vorab über meinen Zykluszustand, sollte er von Interesse sein, beispielsweise beim Oralverkehr, diesmal war aber diese frühzeitige Menstruation auch für mich überraschend. Seine Reaktion jedoch war so schrecklich, dass ich den Mann nicht nur schnellstmöglich aus meinem Schlafzimmer, sondern auch aus meinem Leben herausbeförderte.

Nun könnte ich Mitleid mit ihm haben. Diese Gesellschaft sorgt ja nicht gerade dafür, dass alle mit der Menstruation ohne Stigmatisierung in Berührung kommen. Habe ich aber nicht: Dieser Mann ist erwachsen. Er kann Bücher, Texte und Interneteinträge lesen. Er kann sich unterhalten. Er kann sich für etwas interessieren, sich fortbilden und sich kümmern. Das wird aber nicht von ihm gefordert. Dieser Mann kann, wenn er sich dazu entschließt, die Lebensrealität von vielen marginalisierten Gruppen ignorieren, weil seine eigene zum gesellschaftlichen Normalzustand erklärt wurde. Zum Glück war dieser Mann eine Ausnahme in meinem Sexleben. Die meisten Personen, die ich über einen längeren Zeitraum datete und mit denen ich folglich auch während meiner Menstruation intim wurde, schienen weder mit meiner noch manchmal auch mit ihrer eigenen ein Problem in diesem Sinne zu haben.

Als ich vor einigen Monaten mit meinem damaligen Liebhaber in einem Hotel schlief, verteilten wir ungeschickt mein Blut auf dem Bettlaken. Das war ein ärgerlicher Umstand. Ärgerlich, weil mir als Kind aus einer Arbeiter*innenfamilie nachdrücklich beigebracht wurde, anderen nicht zusätzliche Arbeit zu machen. Denn das gegebene Maß an Arbeit ist bereits genug. Nun waren der Liebhaber und ich so verliebt ineinander und ich bereits am Ende der ersten Zyklusphase, dass wir ohne Vorkehrungen zu treffen (also ohne ein Handtuch hinzulegen), aufregenden Sex miteinander hatten (hat sich definitiv gelohnt). Mein Körper fühlt sich während der Menstruation anders an. Ich mag andere Stellen an mir und andere Positionen beim Sex. Ich habe andere erogene Zonen, penetrativer Sex fühlt sich anders an. Es ist nicht schöner oder schlechter, besser oder langweiliger. Es ist Teil meines Sexlebens, meines Begehrens.

Am nächsten Morgen sah ich die nicht unästhetische Blutspur quer über dem Bett (eine zarte Anordnung von Tröpfchen, keine Lache, in der ich aber auch schon mal aufwachte), da war der Mann längst auf dem Weg zur Arbeit. Ließ mich und das Malheur zurück. Über diese Begebenheit schrieb ich schon an anderer Stelle. Daraufhin schickte mir eine Person eine Sprachnachricht und erzählte von ihrem Bettlaken, das ursprünglich weiß gewesen war. Mittlerweile hat es viele unterschiedliche Blutflecken. Sie verwendet dieses Bettlaken, wenn sie menstruiert, dabei masturbiert oder mit jemanden schläft. Wenn neue Flecken hinzukommen, findet sie das nicht eklig, sondern schön. Dieses Bettlaken erzählt ihr eine Geschichte. Sie wollte mir noch ein Foto schicken, das Tuch befand sich allerdings zu der Zeit im Waschkeller. Durch das Waschen verblassen die Zeichen der Blutung. Manchmal landen auf den gleichen Stellen neue. Mir gefällt die Idee dieses Bettlakens. Der Umgang damit und mit der Periode. In ihrer Erzählung bekam nicht nur die Menstruation, sondern auch das Bettlaken etwas Poetisches, Sensibles und Liebevolles. Ohne dass jedoch die Einfachheit und Banalität des Gegenstands an sich eingebüßt oder überhöht worden wäre.

Ein liebevoller Umgang mit dem eigenen Körper. Ich liebe es, wenn ich Sexualpartner*innen sage, dass ich soeben menstruiere, und sie den Fakt lässig mit einem »Na und?« abschmettern und mich tatsächlich ohne Einschränkungen und ohne Auslassungen anfassen.

In meiner sexuellen Praxis ist körperliche Zuwendung während keiner Zyklusphase ungewöhnlich. Doch das war nicht immer so. Bis ich körperliche Intimität während meiner Blutung zulassen konnte, vergingen Jahre meiner sexuellen Entwicklung. Dabei hat mir, soweit ich mich erinnern kann, niemand explizit gesagt, dass man während dieser Phase auf jeglichen (penetrativen) Geschlechtsverkehr verzichten müsse. An einer anderen Stelle, in einem anderen Text lohnt es sich sowieso, über den Begriff ›Sex‹ nachzudenken. Was darunter verstanden wird, welche Handlungen Sex einschließt, wie es beginnt, wo es endet. Gestern am Telefon erzählte mir eine

Frau, dass sie es sehr erotisch findet, während ihrer Menstruation Sex zu haben, und dass sie auf Pornos mit Vampiren und Menstruationsstories steht. Darüber habe ich bisher noch nie nachgedacht.

Blutflecken lassen sich verhältnismäßig gut entfernen. In kaltem Wasser einweichen. Fleckenentferner. Hitze vermeiden. Nun ist es vielleicht nicht möglich, die Hose, den Rock, das Kleid auszuziehen und sofort zu reinigen. Dann kann man sich für den Fleck schämen. Oder auch nicht. Zwei meiner besten Freundinnen haben in ihre Lieblingsjeans geblutet und tragen sie immer noch. Auch in den Phasen, in denen sie nicht bluten. Ein anderer Tipp kam von einer Designerin. Die hat sich aus den blutigen Lieblingsteilen Binden genäht. Dafür braucht man halt Know-how und die richtigen Materialien bzw. Ausrüstung.

Gestern erzählte ich jemandem von diesem Text. Das war eine schöne Situation. Wenn ich sage, ich schreibe über die Menstruation, kommen selten verhaltene Reaktionen, die meisten haben eine gute Anekdote parat. So auch dieses Mal. Da ging es um eine Hochzeit, in der die Braut während der Trauung ihre Menstruation bekam. Sie musste also irgendwann aufstehen, und das Brautkleid wies einen roten Fleck auf. Allerdings hinten, sodass sie es nicht merkte und sich auch niemand traute, etwas zu sagen. Dieses Bild ist nun natürlich prägnant und extrem filmisch. Das schöne, neue, teure, weiße (alles Mutmaßungen) Brautkleid und der im Kontrast grell leuchtende rote Fleck. Wir wurden leider unterbrochen, und ich vergaß zu fragen, wie die Hochzeitsgesellschaft und nicht zuletzt die Braut reagiert hatte.

Eine meiner liebsten eigenen Periodengeschichten geschah, als ich Anfang oder Mitte zwanzig war. Ich war aus und trug eine schwarze Stoffhose, vermutlich eine dünne Anzughose. Jedenfalls war ich im Club und hatte die Nacht meines Lebens. Alles stimmte. Der Flirt, die Drinks, meine Stimmung. Als wir, mein Crush und ich, den Club verließen, war es bereits taghell und auf den Straßen geschäftig. So standen wir da, knutschend, turtelnd. Ich sperrte mein Fahrrad auf. Es war pink mit einem weißen Sattel. Ich rollte darauf zurück zur begehrten Person, die sich gerade in einem Gespräch befand. Nach einer Weile sprang ich ungeduldig vom Rad, weil ich mit ihm jetzt nach Hause wollte, und sah lediglich aus dem Augenwinkel, dass der Sattel komplett blutrot eingefärbt war. Ich hatte anscheinend schon seit Stunden in meine Hose geblutet und gerade alles darauf verschmiert. Rot ist eine Signalfarbe. Alle starrten auf den Sattel, und ich sprang wieder auf, verabschiedete mich und fuhr allein nach Hause. Ich habe mich so geschämt, dass ich die Nachrichten der Person längere Zeit ignorierte, bis wir dann doch auf die eine oder andere Art zusammenkamen. Damals wohnte ich noch über einer Werkstatt im Hinterhaus. Als ich das Rad abstellte, waren die Arbeiter*innen bereits zugange und beobachteten meinen Reinigungsversuch. Wenigstens haben sie nichts gesagt.

Auch heute noch habe ich manchmal schlagartig das Gefühl, eine zu große Menge Blut sei aus meinem Körper geflutscht, und kontrolliere, ob etwas ausläuft. Was sich äußerst selten tatsächlich bewahrheitet. Diese Angst vor den Flecken. Nichts rein, nichts raus.

Penetration durch jemand anderen oder Masturbation während der Periode ist nicht für jede Person vorstellbar und/oder schön. Abgesehen von den Endorphinen, die durch einen Orgasmus freigesetzt werden, können tatsächlich auch die physischen Bewegungen helfen, den Schmerz zu lindern. Im Grunde wirken sie wie eine Massage. Die Zuckungen lockern die Muskeln und helfen dabei, die Gebärmutterschleimhäute auszuscheiden. Was zu einem schnelleren Abfließen führen kann. Endorphine können aber auch anders freigesetzt werden (durch Sport oder bestimmte Lebensmittel). Es gibt Menstruierende, die sich sowieso während ihrer Periode sexy und schön fühlen und Lust verspüren. Und es gibt andere, die keinen Druck auf ihrer Vulva spüren möchten, denen das sogar wehtut. Es gibt auch welche, die sich vor Blut ekeln oder es gar nicht erst sehen können. Mit diesem Text will ich niemanden überreden, über die eigenen Grenzen zu gehen. Höchstens über gesellschaftliche.

Das bedeutet, dass sich niemand unter Druck gesetzt fühlen soll, bestimmte Dinge auszuprobieren, um nicht als schambehaftet oder konservativ zu gelten. Sexualität ist fluide. Die eigenen Bedürfnisse verändern sich. Eine Überprüfung der eigenen Scham, des Ekels, der (kategorischen) Ablehnung ist jedoch wichtig. Woher kommt der Widerstand? In Gesprächen höre ich oft, dass die »Sauerei« das Problem sei, die blutige Überraschung. Oder, dass die befragten Personen eigentlich Lust auf Sex während der Periode hätten, sich aber nicht trauen, das in ihrer Partnerschaft anzusprechen. Um Ersteres zu verhindern, können verschiedene Vorkehrungen getroffen werden, damit aus der eigentlich schönen Angelegenheit keine mühsame Hausarbeit wird. Das Menstruationsbettlaken! Aber auch ein (einfaches) Handtuch hilft. Softtampons oder bestimmte Menstruationstassen können während vaginaler Penetration im Körper bleiben und dafür gezielt eingesetzt werden. Der zweite Punkt ist etwas schwieriger. Also grundsätzlich natürlich nicht. Streben wir doch nach Liebesbeziehungen und Partner*innenschaften, in denen Bedürfnisse, Sehnsüchte, Wünsche und Grenzen offen und frei kommuniziert werden können – und akzeptiert werden. In den letzten Jahrzehnten hat sich auch das sexuelle Selbstverständnis verändert. Der Diskurs darüber scheint weltweit (zumindest in Teilen) wesentlich fortschrittlicher als der über die Menstruation. Doch wie steht es denn um die weibliche Lust? Um die sexuelle Praxis, die fern des heteronormativen Beispiels gelebt wird? Weltweit treten neue diskriminierende Gesetze in Kraft, die über Körper, Liebe und Sexualität bestimmen.

Tabus und Turniersport

Im März 2023 wurde berichtet, dass republikanische Abgeordnete einen Gesetzesentwurf planen, der die staatliche Kontrolle des Sexualkundeunterrichts an Floridas Schulen noch weiter verstärkt. Sie konnten bereits durchsetzen, dass Diskussionen über Geschlecht und Sexualität stark eingeschränkt werden mussten. Entgegen einer LGBTQAI+ inklusiven und diversen Aufklärung. Nun soll ein Gesetz folgen, das jeglichen Sexualkundeunterricht bis zur sechsten Klasse verbietet. Darunter fällt auch die Aufklärung über den Menstruationszyklus. Jugendliche menstruieren zum Teil schon mit neun Jahren, also in der vierten Klasse. Die Organisation Planned Parenthood verurteilt das republikanische Vorhaben mit Verweis auf dessen stigmatisierenden Charakter. Das ist konservative Machtausübung, die sich durch eine binäre Sicht auf Körper, Sex und Identität auszeichnet. Eine Stärkung rechter Machtstrukturen, damit einhergehende Diskriminierungen und Herabwürdigungen. Inzwischen ist das Gesetz in Kraft. Dabei sollte genau das Gegenteil passieren. Ein gemeinsamer, offener Aufklärungsprozess schon in jüngeren Jahren. Kein grundsätzlich nach Geschlechtern getrennter Unterricht, sondern das Miteinbeziehen aller.

Dies ist eine gute Stelle, um über Blut nachzudenken. Den Aberglauben an giftiges, besonders infektiöses Menstruationsblut hatten wir bereits. Ein reservierter Umgang mit (den eigenen) Körperflüssigkeiten wird durch solche Gesetze und fehlende Aufklärung noch gefördert. Um die eigene Angst oder den eigenen Ekel abzubauen, gibt es verschiedene Methoden und Möglichkeiten. Sich Zeit nehmen zum Beispiel – und hinschauen. Einen Blutklumpen anfassen. Ich kenne Menstruierende, die sich Tampons einführen und wechseln, ohne hinzusehen. Und das sind keine Menschen, die beim Anblick von Blut in Ohnmacht fallen. Manche von ihnen verwenden extra Tampons mit Applikator (mehr Müll), um ihre Vulva, ihre Vagina, das Blut nicht mit den eigenen Fingern berühren zu müssen. Dafür wurde neulich sogar etwas Neues erfunden. Unter dem Hashtag #pinkygate wurde die damit verbundene männliche Kurzsichtigkeit mit inhärentem Überlegenheitsgefühl aus feministischer Perspektive verspottet und letztendlich die Markteinführung und Massenproduktion verhindert.

2021 bewarb sich ein Start-up mit einer Idee, wie das elendige Problem Menstruation gelöst werden könnte, bei der deutschen Ausgabe der Fernsehshow *Die Höhle der Löwen.* Bei dem vorgestellten Produkt handelte es sich um einen rosafarbenen Einmalplastikhandschuh, der jenen, die zur Reinigung in der Küche oder im medizinischen Bereich verwendet werden, nicht unähnlich sieht. Die Idee ist denkbar einfach. Ein Päckchen, bestehend aus Handschuh und Tampon. Menstruierende führen sich den neuen Tampon ein, der alte wird im Handschuh verstaut und so entsorgt. Keine Berührung, kein Ekel, Hygiene und Diskretion. Pinky Gloves nannten die Erfinder und Gründer das. Vom genderspezifischen Design und Marketing abgesehen wurde kritisiert, dass sogar die offensichtlichen Entsorgungs- und Herstellungsprobleme im ökologischen Sinne außen vorgelassen wurden; die Idee war sinn- und witzlos. Eine denkbar unangenehme Demonstration des (bei Männern verbreiteten) Nichtwissens. Der Investor, der dieses Vorhaben unterstützen wollte, ist ebenfalls ein Mann. Das ist in diesem Zusammenhang wichtig, denn all diese Männer wollten bestimmt nur helfen. Ohne darüber nachzudenken, dass ihre Hilfe gar nicht benötigt wird. Ein Kreislauf. Der Lauf der Geschichte.

Ein paar Jahre zuvor, 2019, gab es bereits einen menstruationsbezogenen Projektpitch bei *Die Höhle der Löwen.* Die Gründerinnen der Periodenunterwäschefirma Ooia (damals Ooshi) stellten ihre Unterhosen vor. Es gab Ressentiments. Vor allem die Sorge, dass sich Menstruierende darin nicht sauber fühlen würden, wurde geäußert. Den Gründerinnen wurde zwar ein Angebot gemacht, das sie jedoch ablehnten, es kam kein Deal zustande. Als die Gründer von pinky gloves von Investor Ralf Dümmel ein Angebot bekamen, fragten sich viele, wieso. Es wurde auf die Praktikabilität ihrer Erfindung verwiesen, die sich für Menstruierende unterwegs eigne. Das Päckchen ist zwar klein genug, um in einer Handtasche, selbst in einer Clutch, Platz zu finden, aber immer noch viel größer als einzeln verpackte Tampons. Als weiterer Vorteil wurde die Unsichtbarkeit des vollgesogenen Tampons im Mülleimer genannt, denn dieser befindet sich ja im pinken Handschuh. Er funktioniert ähnlich wie die Handbewegung aus der o.b.-Werbung. Wären die Handschuhe also produziert und verkauft worden, hätten sie wohl irgendwann alle (die es betrifft, oder eine*n kennen, den*die es betrifft) im Mülleimer als Tampon-Tüte erkannt. So wie wir diese Faust sehen und erkennen. Wir wissen, dass sich ein Tampon darin befindet (oder die Drogen). Codierung, Dechiffrierung. Ein interessantes Versteckspiel.

Der Mann, mit dem ich letztens schlief, wenige Tage vor meiner Menstruation, würde auch während meiner Blutung mit mir schlafen. Das weiß ich, weil ich zu dem Zeitpunkt bereits auf die Blutung wartete. Weil ich eine Menstruationsunterhose trug und er das erkannte. Weil wir uns kurz darüber unterhielten, während wir uns auszogen und anfassten. Aber auch bei ihm war das nicht von Anfang an so gewesen. Stattdessen musste er sich selbst seiner Gender-Performance überführen und die festsitzenden Vorurteile entlarven. So hat er das genannt, und ich fand das gut. Um die Gender-Performance geht es andauernd. Abgeschaute, einstudierte, übernommene Riten, Normen und Werte. Das Unbehagen liegt auch in der mangelnden und/oder mangelhaften Vermittlung begründet.

Betrachten wir die Abneigungen gegenüber den eigenen Körperflüssigkeiten und dem Menstruationsblut noch einmal genauer. Ob es dabei wirklich um die Sekrete, die Haptik, die Optik, die körperlichen Vorgänge geht – oder letztendlich um das Tabu selbst? Wenn Personen nicht wissen, wie ihre Geschlechtsteile aussehen, wie sie aufgebaut sind, welche Funktionen sie haben, ob sie ›normal‹ sind, wenn sie sie nicht gerne betrachten oder gar berühren, verhindert das auch die Auseinandersetzung mit den Ausflüssen. Das Gleiche gilt für die Begriffe. Wenn Geschlechtsteile, vor allem weiblich assoziierte, keine Namen haben, sind sie schwer zu benennen und schier nicht existent. Nun gibt es auch für die Vulva einige Euphemismen. ›Da unten‹ war lange mein Favorit. Aber ich habe auch schon vom ›Fischladen‹ gehört. Und dann natürlich ›Loch‹, ›Möse‹, ›Ritze‹, ›Schlitz‹ und ›Mumu‹. Abgesehen vom letzten

Begriff haben die Bezeichnungen etwas sehr Handwerkliches, sehr Grobes, sehr Hartes (meine Assoziationen). Nun, ich habe mir selbst Kosewörter für sie zugelegt, ›Schleckmuschel‹ zum Beispiel. ›Rosengarten‹. Mein eigener *Ursprung der Welt.* Ich mag auch das Wort ›Perle‹ (besonders gut für die Klitoris geeignet). Aber das sind meine spielerischen Ausdrücke, kein Zeugnis meiner Scham oder Nervosität. Es sind kleine, süße Vereinbarungen zwischen mir und anderen, mit jenen ich meine Sexualität teilen will. Es brauchte jedenfalls eine international greifende feministische Aufklärungsoffensive, die erklärte, dass die Vulva nicht dasselbe wie die Vagina ist, dass die Vulvalippen nicht mehr Schamlippen (es gibt nichts zu schämen) heißen sollen und der weibliche Orgasmus komplexer als der männliche ist (wichtiger Punkt).

Diese Formen der Beschämung fallen unter Bodyshaming, und auch die Vulva unterliegt einem gewissen Schönheitsdruck. Nicht nur werden zig Behandlungsarten und -methoden zur Korrektur angeboten, sondern es werden verschiedene Parameter einer Ideal-Vulva propagiert. Symmetrische, nicht zu große Vulvalippen zum Beispiel. Ein hübsches Brötchen. Sollte dies nicht gegeben sein, könnten sie durch einen operativen Eingriff angepasst werden (so wie ungefähr alles andere auch angeboten wird: Fettabsaugung oder Aufpolstern des Venushügels, Verengung für den »Jungfraueneffekt« usw.). Das erinnert mich umgehend an die Fotos der it-Girls aus den frühen 2000er Jahren, die anscheinend andauernd in ultrakurzen Kleidern und ohne Unterwäsche, respektive mit sehr wenig Unterwäsche, fotografiert und öffentlich beschämt und verurteilt wurden. Deren Vulven international für Aufsehen sorgten. Schlagzeilen, Berichterstattung, Kommentare. Die Zerfleischung des weiblichen Körpers in der Öffentlichkeit.

Ständig diese Bilder in den Zeitschriften, die im Schritt vergrößerten Detailaufnahmen. Camel Toe. Die Sichtbarkeit der Vulvalippen. Die Angst, dass man was sehen könnte. Keine Barbie mit der perfekten, haarlos glattrasierten, ebenmäßigen Form. Die Ablehnung der sich abzeichnenden Genitalien verhält sich auf die Geschlechter bezogen vollkommen unterschiedlich. Die einen werden dafür bestraft, bei den anderen wird (zumindest in Kampagnen) nicht selten dabei nachgeholfen. Etwas verhüllen, verheimlichen, unsichtbar machen.

Die Umfrage von Plan International ergab, dass jede fünfte menstruierende Person nicht wusste, was mit ihr bei der Menarche geschah – weil sie nicht darüber aufgeklärt worden war. Nach wie vor berichten Menstruierende davon, dass ihnen der Zugang zu Informationen fehlt oder lange Zeit fehlte. Wenn diese Kenntnisse, und darunter fällt auch die Benennung, unzugänglich sind, fällt es schwer, der Scham entgegenzutreten. Man zwingt sich, die Schmerzen auszuhalten, weil man kein Problem sein möchte. Weil man das eigene Leiden nicht artikulieren kann. Man kann aufgrund von starken Schmerzen ohnmächtig werden. Ich erinnere mich an eine Mitschülerin, die plötzlich umgefallen ist. Im Anschluss wollte sie nicht sagen, dass sie gerade menstruiert. Ich weiß bis heute nicht, ob sie es verschwieg, weil sie nicht wollte, dass die Menstruation als der Auslöser erkannt oder dass sie als Argument zur Banalisierung verwendet wird. Sie wurde danach aber so oder so wochenlang geärgert. Bis halt irgendwas anderes vermeintlich Peinliches geschah.

Auch die Menstruation hat einige landläufige Umschreibungen: ›Erdbeerwoche‹, ›der Besuch der Tante Rosa‹, ›das rote Meer‹ (in das bekanntlich ein guter Kapitän auch sticht), ›der rote Teufel‹, ›die rote Armee‹, ›die rote Pest‹, ›die rote Flut‹, oder es handelt sich um ›die Maler‹, die da sind. Einige von ihnen klingen regelrecht feindlich, kriegerisch und/oder gefährlich. Unter Umständen hochgradig bedrohlich und lebensgefährlich. Da ist die Erdbeerwoche richtig süß und schmackhaft im Vergleich, geradezu niedlich und ulkig verharmlosend. Dennoch sind diese Bezeichnungen Auslassungen, manchmal eine Verbrämung oder eine Beschönigung. Sie verhüllen etwas. Sie machen nicht offen begreifbar, worum es sich handelt. Eine Umschreibung. Codewörter und Geheimsprachen sind durchaus nützliche Werkzeuge. Immer wieder werden sie dringend gebraucht und sichern eine unbemerkte Kommunikation. Doch warum benötigen so viele Menschen Codewörter für etwas, was sie in diesem Maß betrifft? Geht es darum, dass sie sich selbst nicht mit dieser Tatsache (sprachlich) befassen wollen, oder wollen sie den restlichen ungefähr 50 Prozent den Dialog ersparen?

Wenn Politiker*innen Gesetze vorschlagen (und mancherorts sogar durchsetzen), die Sexualkundeunterricht und dergleichen verbieten, tun sie das immer mit derselben Begründung: Sie wollen doch nur die Kinder vor etwas schützen. Das, was (rechts-)konservative als Schutzmaßnahmen verstehen, sind aber Diskriminierungen. Dabei geht es nicht nur um Aufklärung über Sex, Menstruation und Körper, sondern auch um Identitäten. In manchen Staaten der USA ist es verboten, über Homosexualität, Transgeschlechtlichkeit und Queerness zu unterrichten, was bedeutet, dass den davon Betroffenen keine Orientierung und Hilfe angeboten werden kann, ohne dass Lehrkräfte ihre Kündigung riskieren. Und dass diejenigen, die es nicht direkt betrifft, weder Wissen erlangen noch mit ihren (etwaigen) Vorurteilen konfrontiert werden. Weltweit sind trans*Personen extrem viel Hass ausgesetzt. Dabei geht es um Kommentare, um verbale und körperliche Übergriffe und nicht zuletzt um Mord. Trans*Frauen sind mit einer enormen Gewaltbereitschaft konfrontiert, insbesondere Schwarze und BIPoC.

Von der fehlenden Sprache lässt sich schnell eine Brücke zur fehlenden Darstellung schlagen. Denn wie wird die Menstruation eigentlich gezeigt? Beschrieben? In diesem Fall in der Kunst – nicht in der Werbung. In der Hoch- und Populärkultur, im Mainstream, im Kino, im Fernsehen, im Buch, im Theater, in der Malerei, in der bildenden Kunst, in der Mode?

Um sich diesem Feld zu nähern, eignet sich die Umkehrung der Frage, die eine enorme Leerstelle offenbart. Denn wie oft wird sie eben nicht gezeigt. Etwa in Serienstaffeln, Filmen oder literarischen Handlungsbögen, die über mehr als 30 Tage gespannt werden – und das meistens blutungsfrei. Gut, das ist natürlich eine provokante Aussage. Schließlich haben die Künste keinen Aktualitäts- oder Realitätszwang, natürlich nicht. Aber ist es doch auffällig. Oder, ich formuliere es mal um, die Menstruation ist in solchen Werken meistens sehr unauffällig. Nicht vorhanden. Nicht der Rede wert. Dabei tropft sie beinah unaufhörlich.

1983 hatte die Astronautin Sally Ride eine Shuttle-Mission vor sich und wurde von den NASA-Mitarbeitern nicht etwa gefragt, ob sie in dieser Woche menstruieren würde, sondern ob 100 Tampons ausreichen würden. Ein amüsantes Beispiel für tiefgehende Ignoranz, Ahnungslosigkeit und ein mächtiges Unwissen. In diesem Fall betrifft das eine Extremsituation, nicht zu verwechseln mit einem Extrembeispiel. Erst seit Kurzem gibt es überhaupt Studien über die Menstruation in Extremsituationen – ob beim Profisport, beim Militär oder eben im Weltall. Das mag sicherlich auch daran liegen, dass menstruierende Personen lange Zeit gar nicht beteiligt waren an derlei Aktivitäten. Dementsprechend brauchte es auch sehr lange keine Forschung dazu. Das eine hat sich geändert, das andere hinkt hinterher.

Eigentlich wollte ich jedoch auf etwas anderes hinaus. Die Anekdote um Rides Mission ist an sich schon toll, da sie, auch ohne spöttisch oder zynisch zu sein, lustig ist. Schon damals war sie eine Schlagzeile wert, seither wird sie immer wieder erzählt und kommt in einigen Texten vor. Durch virale TikTok-Videos erlangte sie jedoch eine enorme Aufmerksamkeit. Darin performen weiblich gelesene Personen, meist mit Tampons als Mikrofon in der Hand oder sonst irgendwo im Bild, den Song »100 Tampons« von der Komikerin Marcia Belsky. Die Lyrics sind eindeutig:

> Remember when NASA sent a woman to space for only six days and they gave her 100 tampons / 100 tampons / and asked »will that be enough?« / 'cause they didn't know if that was enough / these are our nation's greatest minds / they are literally rocket scientists / 100 tampons 100 tampons.

Manche dieser Interpretationen wurden zwei Millionen mal geliket und tausendfach kommentiert. Zu Marcia Belskys Song werden mir heute auf TikTok 3563 Videos angezeigt. TikTok als Videoplattform hat eine enorme Reichweite, vor allem jüngere Menschen verwenden sie. Sie hat die 40 Jahre alte Geschichte, durch die Arbeit einer Komikerin und anschließender Neuinterpretation von Tausenden Menschen wieder zugänglich und populär gemacht. Das Internet ist sowieso oft der Schauplatz feministischer Kämpfe oder Zusammenschlüsse.

Netzwerkbildung. Oder das virale Video fungiert als Nachrichtenübermittler. Als Geschichtenerzähler. Als Hinweisgeber. Bleiben wir noch kurz bei viralen Videos, gehen aber über zu den Nachrichten. Zu den Neuigkeiten aus dem Sport.

Die Golferin Lydia Ko erhielt 2022 international viel Zuspruch, als sie während eines Turniers erst medizinisch behandelt werden musste und dann im Interview offen über ihre Menstruationsbeschwerden sprach, die der Grund für die Maßnahme gewesen waren. Den Interviewer brachte ihre Ehrlichkeit tatsächlich so aus dem Konzept, dass es ihm die Sprache verschlug – woraufhin sich in der Presse ein Dialog über den Zyklus im Spitzensport ergab. Was war geschehen? Lydia Ko wurde nach ihrem verkrampften Rücken befragt, der soeben von ihrem Physiotherapeuten hatte behandelt werden müssen. Würden sich diese Beschwerden noch weiter auf das Turnier auswirken? Sie antwortete: »Es ist eben diese Zeit des Monats. Ich weiß, dass die Zuschauerinnen jetzt wahrscheinlich alle denken werden: ›Ja, ich weiß, was du meinst‹«, und lachte, während sie noch darauf verwies, dass ihr Physiotherapeut ihre Menstruationsbeschwerden durchaus kenne und sie entsprechend zu behandeln wisse, weshalb es ihr jetzt schon besser gehe. Der Interviewer brachte es zu einem verlegenen »Danke« und stellte keine weitere Frage. Woraufhin Ko konterte: »Ich weiß, dir hat es die Sprache verschlagen, Jerry. Ehrlichkeit muss sein.«

Dieser kurze Dialog wurde weltweit als inspirierend beiläufige Benennung der Periode gefeiert. Das Besondere daran ist nicht nur die charmante, furchtlose Art Lydia Kos, sondern auch, dass sie sich gerade in einer Wettbewerbssituation befand, die sie mit ihrem Körper bestreiten muss – und sich auf diese Weise verletzlich zeigte. Denn ihr Körper stand umgehend nach der Behandlung im Fokus. Würde er noch weitere Probleme machen?, lautete die Frage. Mit der Offenbarung, dass es sich bei den Verkrampfungen um Menstruationsbeschwerden handelt, beweist sie nicht nur ihre starke Leistung trotz anstrengender körperlicher Voraussetzungen, sondern betont gleichzeitig auch die grundsätzlich unterschiedlichen körperlichen Voraussetzungen in so einem Wettbewerb.

Ähnliches geschah im Januar 2023 bei einer inhaltlich falschen Simultanübersetzung eines Interviews mit der Skifahrerin Mikaela Shiffrin im Gespräch mit dem ORF. Die Skirennläuferin sprach über ihre Periode, wurde dabei aber falsch wiedergegeben. Während sie sagte: »I am kind of in an unfortunate time of my monthly cycle so I am like more tired right now«, wurde dies mit: »Da ist sehr viel los jetzt, sehr anstrengend. Ich komm nicht einmal zum Radfahren, was ich immer mache, jeden Monat« übersetzt. Dieses Missverständnis ging in den sozialen Medien viral. Zum einen wurde sich über den Übersetzer lustig gemacht, zum anderen befeuerte es wieder die Debatte über Zyklus und Profisport. Die Extremsituation. Shiffrin hat diesen Interviewausschnitt übrigens mit einer Aufnahme von sich radfahrend auf ihrem Hometrainer verschnitten und kurz darauf auf ihrem Instagramprofil veröffentlicht. Dazu schrieb sie: »So schön, dass ich zu meinem monatlichen Radfahren komme… nur für den Fall, dass noch jemand verwirrt ist… es geht um meine Periode. Wir reden von meiner Periode.« Auch dafür bekam sie Anerkennung. Eine humorvolle Reaktion mit einer noch deutlicheren Benennung.

Bleiben wir noch kurz beim Sport, wechseln aber das Sujet und gehen über zur (Berufs-)Kleidung.

Die Tennisspielerin Alicia Barnett sprach 2022 öffentlich über die Komplikationen durch die Periode (in Bezug auf Leis-

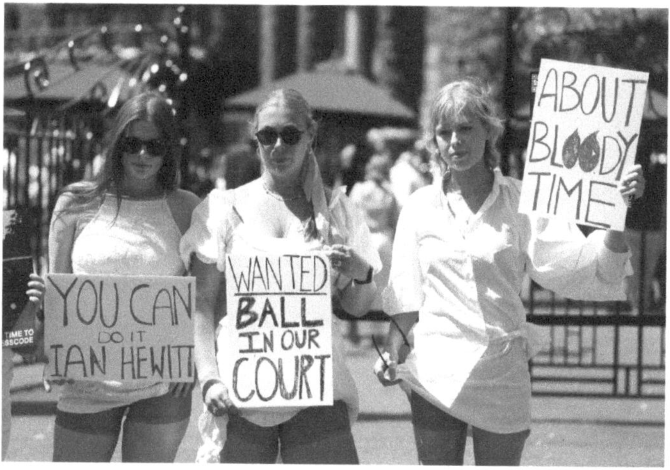
YOU CAN
DO IT
IAN HEWITT
WANTED
BALL
IN OUR
COURT
ABOUT
BLOODY
TIME

Mit der Kampagne *Address the Dress Code* kritisierten Aktivistinnen 2022 die Bekleidungsvorschriften in Wimbledon.

tung, Motivation und Kondition) und hat außerdem auf die strikten Regeln in Wimbledon hingewiesen, die eine zusätzliche Belastung während der Menstruation darstellen können. Beim Grand Slam-Turnier muss nämlich weiß getragen werden. Offenkundig ist es dabei uninteressant, ob der sich im Wettbewerb befindende Körper menstruiert. Inzwischen dürfen immerhin die Unterhosen der Tennisröcke bei Spielerinnen dunkel sein. Traditionen können also durchaus geändert werden. Im gleichen Jahr haben sich die britischen Fußballerinnen über ihre ebenfalls weiße Arbeitskleidung beschwert. Deren Turnierhosenfarbe wurde nun auf dunkelblau umgestellt. Zwar wurde die neue Farbgebung von offizieller Seite nicht kommentiert, doch die Spielerinnen haben ihre Forderungen öffentlich gemacht und tragen so zur Normalisierung des Themas bei. Auch diese traditionell weiße Uniform wurde also an die Bedürfnisse der Sportlerinnen angepasst. Solche Beispiele verdeutlichen, dass etwas passiert.

Kommen wir zur Mode und deren Betrachtung, Bedeutung und Kategorisierung. In Frauenzeitschriften wurde in den letzten Jahrzehnten durchaus oft über die Periode geschrieben. Hinweise und Shoppingtipps richten sich freilich auch an den menstruierenden Körper. Die besten Outfits, wenn du deine Tage hast. *Go with the flow*. Passende Klamotten für eine stressfreie Blutung. Und so weiter.

Dabei gibt es nun zwei unterschiedliche Strömungen. Die einen machen Vorschläge, wie die Periode trotzdem modisch überstanden werden kann, die anderen empfehlen Kleidungsstücke, die extra für die Periode erschaffen wurden. Zweiteres kam erst in den vergangenen Jahren auf und beinhaltet mehrheitlich Kleidungsstücke für sportliche Zwecke. Befeuert durch den enormen Erfolg der Menstruationsunterwäsche drängen nun auch Badeanzüge, Bikinihöschen, Sport-, Yoga-, Pyjama- und Radlerhosen, aber auch Bodies und Leggings für Menstruierende auf den Markt.

Bei Ersteren geht es meist um weite, dunkle Kleidung. Schöne wallende Kleider, weite Hosen und satte, tiefe, unkomplizierte Farben. Nun ist das in erster Linie logisch, aber nicht das, was ich will. Wenn ich menstruiere, fühle ich mich aufgebläht und müde, zugleich aber auch erregt und sexy. Gerade dann, so habe ich bemerkt, möchte ich oftmals enge Kleidchen und kurze Röcke tragen. Lange habe ich meinen menstruierenden Körper jedoch wie automatisch mit weiten, schwarzen Jogginghosen, sackähnlichen Kleidern und riesengroßen Sweatern verhüllt. Irgendwie dachte ich, das wäre die entsprechende Kleidung. Die bestmögliche Variante. Zu eng brauche ich es selbstredend nicht während meiner Periode. Ganz generell nicht, ich trage ohnehin häufig viel zu große Herrensakkos, -hemden, -mäntel und -anzughosen. Jedoch ausgerechnet während meiner Blutung gebe ich mich wesentlich körperbetonter und freizügiger, wenn es die Temperaturen erlauben. Manchmal reichen auch Kleinigkeiten, damit sich der eigene Körper richtig anfühlt, selbst in der Jogginghose. Accessoires wie Strassohrringe und gutes Make-up zum Beispiel sind meine Tricks. Oder hohe Schuhe und kleine Handtaschen. Typische Tussi-Utensilien. Genau jene also, die das Stereotyp weiblich, harmlos, süß unterstreichen. Die Tussi, die schon durch ihr Auftreten, ihre Erscheinung für Aufsehen sorgt, weil sie signalisiert, dass sie gesehen werden will. Vielleicht eine Trotzreaktion.

Wer bei Google eingibt: »Was soll ich während der Periode tragen?«, findet jedoch den Rat: »Vermeide letztlich alles, was zu offenherzig ist. Du fühlst dich vielleicht aufgebläht und nicht sehr vorzeigbar während deiner Periode, also halte dich besser bedeckt.« Problemzonen und Schönheitsideale. Nicht wenige nehmen während ihrer Blutung zu. Bei mir schwankt das häufig um ein bis zwei Kleidergrößen. Ein Körper, dessen Blutung keine Rolle im Leben, im Verhalten, beim Sport, im Job etc. spielen soll, soll natürlich auch derlei Anzeichen verbergen. Denn er soll ja signalisieren: Dieser Körper ist kein Problem. Ich bin kein Problem. Der (weibliche) Körper ist ein Schlachtfeld. Über ihn wird debattiert, gestritten, an ihm wird herumgemäkelt. Er wird korrigiert, optimiert, verbessert, verjüngt, angepasst und umgemodelt. Er wird gesehen oder ignoriert. Es scheint allerdings Grenzen der Sichtbarkeit zu geben. Frauen ab einem bestimmten Alter, ab einer bestimmten Konfektionsgröße oder unter und über einer bestimmten Körpergröße werden weniger gesehen.

Zur Optimierung des eigenen Körpers gibt es Hunderte, Tausende Angebote. Der Maßnahmenkatalog ist schier unendlich. Gleichzeitig herrscht Uneinigkeit darüber, ob ein korrigierter Körper überhaupt akzeptabel ist. Auch in feministischen Kreisen wird darüber debattiert, ob eine Schönheitsoperation nun die Emanzipation vom biologischen Körper oder die Unterwerfung unter den begehrenden männlichen Blick, den *male gaze*, ist. Oft wird nach dem Leidensdruck gefragt. Doch ob dieser vorhanden ist oder nicht, stellt weder eine Rechtfertigung noch die benötigte Akzeptanzgrundlage dar. Natürlich kann und muss man sich fragen, warum sich jemand wünscht, sich körperlich zu verändern. So lange Menschen jedoch aufgrund ihres Aussehens benachteiligt und ungerecht behandelt werden, kann niemandem ein Anpassungsversuch abgesprochen werden. Die Bevorzugung normschöner Körper herrscht weiterhin vor. Wer hat entschieden, was als normschön gilt? Es ist eine unendlich lange Diskussion.

Großes Kino

Eine Serie, die inzwischen an manchen Stellen schlecht gealtert ist, in einer Hinsicht aber für immer absolut grandios sein wird, ist *Sex and the City* (1998–2004). Einer der für immer ikonischen Inhalte der New Yorker Serie ist die gezeigte Mode. Staffel um Staffel blieben das Styling und die Looks fabelhaft, setzten Trends, unterwanderten welche, verhafteten die Serie in einer Gegenwart der End-90er und Anfang 2000er. Soeben habe ich sie noch einmal von vorne angeschaut und am Ende der ersten Staffel festgestellt: Es kam noch keine Menstruation vor. Zumindest nicht direkt. Einmal geht es zumindest um einen Tampon und darüber, dass die Hostess des neuen Trendrestaurants dringend einen benötigt, Carrie hat einen, und fortan haben die Freundinnen dort keine Probleme mehr, einen Tisch zu bekommen.

Der Nachfolger *And Just Like That* (2021) versucht einiges anders, vielleicht sogar richtig zu machen. Die neue Show rund um dieselben Hauptfiguren Carrie, Miranda und Charlotte (Samantha fehlt) zeigt eine politische Haltung, die im Original häufig fehlte und/oder nur angedeutet wurde, und setzt sich mit einigen zeitgenössischen Themen auseinander: Queerness, Geschlechtsidentitäten, Wechseljahre, die Sichtbarkeit von Frauen um die 50. Das lässt sich selbst innerhalb des Serienkosmos mit einer sich veränderten Gesellschaft begründen und wirkt daher kaum aufgesetzt oder besonders konstruiert. Die (superreichen) Freundinnen sind immer noch *fabulous* und geben sich den neuen Themen mit der gleichen nonchalanten Art hin wie im vorangegangenen Format (dementsprechend auch unbedarft). So kam es wohl, dass eine vollständige Episode der Blutung gewidmet wurde. Episode neun der ersten Staffel wird damit eingeleitet, dass Charlottes Tochter Lily ihre Menstruation bekommt (nicht die erste), aber keinen Tampon verwenden möchte. Charlotte, als Mutter ohne Scham, möchte ihre Tochter ermutigen, es mit einem Tampon zu versuchen (damit sie beim nächsten Mal zu einer Poolparty gehen kann). Das führt zu einer denkbar merkwürdigen, fast slapstickartigen Badezimmerszene, in der sie ihre Tochter anfeuert, als wäre das Ganze ein Wettbewerb. Es soll einen unterhaltsamen, unverkrampften Umgang darstellen.

Beim bereits aus *Sex and the City* bekannten Lunchdate der Freundinnen spricht Charlotte davon, dass sie nun wohl auch wie die anderen beiden in der Menopause sei (neue Info, die bisher in der Show keine Relevanz hatte), denn ihre letzte Blutung sei bereits ein paar Monate her. Am Ende der Folge helfen alle, ein Frauenhaus zu renovieren. Charlotte, in einem weißen Overall, kümmert sich um die panische Lily, die ihren Tamponfaden nicht finden kann (ein Gefühl und eine Sorge, an die ich mich gut erinnern kann), und bekommt dann in der Öffentlichkeit eine *Flash Period* (deshalb der weiße Maler*innenoverall). Sie wird von Miranda und Carrie vor Blicken geschützt, indem diese ihr einen Sweater um die Hüfte binden. Es wird sich über das Phänomen jener plötzlich auftretenden, kurzen Blutungen während der Perimenopause ausgetauscht.

Gleich zwei Handlungsstränge, die sich um die Menstruation drehen. Dabei reagiert keine Figur angewidert oder besonders angestrengt. Lily ist zwar wütend, aber nur deshalb, weil die nächste Menstruation auf eine Poolparty fällt. Charlotte wird von Carrie und Miranda nett umsorgt, und Miranda erzählt, dass sie selbst einmal so eine *Flash Period* hatte – im Gerichtssaal. Sie lachen darüber.

Eine ikonische Mainstreamfernsehshow, die international in so vielen Leben relevant war oder ist, schafft es Jahrzehnte später, auf diese Art und Weise von den Perioden zu erzählen. Als die Episode ausgestrahlt wurde, stieg die Zahl der Googlesuchen nach Flash Periods. Stichwort Informationsverteilung.

Ähnliches geschah, als sich eine Episode der Serie *Girls* (2012–2017) von Lena Dunham mit sexuell übertragbaren Krankheiten auseinandersetzte. Danach gab es weltweit einen Such- und Testanstieg. Die Darstellung und Thematisierung von tabuisierten Themen in (international erfolgreichen Mainstream-)Serien kann etwas verändern. Eine ähnliche Wirkung haben (in manchen Kulturen) auch Telenovelas und Daily Soaps. Veränderung durch die Verhandlung politisch wichtiger Themen ist keineswegs allein Sache der Hochkultur. Die Macht der vermeintlichen einfachen Formate wird häufig unterschätzt. Das ist ein Fehler. Denn propagieren sie ein konservatives, klassisches Weltbild, vermögen sie ebenjenes zu zementieren. Sind sie jedoch progressiv und dabei angstbefreit, legen sie Wissenslücken offen. Die Angst vor der niederen Trash- und Populärkultur. Wieder die Frage: Was ist echte Kunst? Ein Indikator ist vielleicht, die Kanonisierung zu beobachten.

Auch andere Serienschaffende haben sich auf revolutionäre Weise mit der Menstruation auseinandergesetzt. Revolutionär deshalb, weil die Blutung nicht als handlungsantreibendes Element benutzt wurde, sondern ganz beiläufig als etwas Normales gezeigt wurde. Handlungsantreibend kann sowohl die ausbleibende Periode (wenn z. B. eine Figur keine Kinder möchte) als auch die einsetzende Periode (wenn z. B. eine Figur auf eine Schwangerschaft hofft) sein. In diesen Fällen dient sie aber lediglich als Vehikel, als Plottwist, um die Geschichte voranzubringen, als etwas, worauf reagiert werden kann, ein Auslöser.

Eine der besten Periodenszenen, die ich jemals sah, ist das Staffelfinale der leider viel zu früh abgesetzten amerikanischen Serie I Love Dick (2016–2017). Nach dem gleichnamigen autofiktionalen Roman von Chris Kraus (1997) inszenierte Joey Soloway eine (meiner Meinung nach) bahnbrechende Serie. Nicht nur wird in jeder Episode ein Ausschnitt einer Videoarbeit einer Künstlerin gezeigt, um auf deren Existenz und die sexistische Kunstgeschichte hinzuweisen, sondern auch auf sehr direkte Art weibliche Lust, Begehren und Kontrollverlust verhandelt. Chris ist also hemmungslos verliebt in Dick, der wiederum ihrem Ehemann Sylvère ein Aufenthaltsstipendium an seinem Institut verschafft hat. Chris bleibt spontan und ist umgehend besessen von ihm. Eine völlig schamlose, furiose und Aufmerksamkeit auf sich ziehende Serienheldin.

Es geht, wie im Originalroman, um Briefe, die sie an Dick formuliert. Chris' Begehren wird auf die gleiche rigorose Weise dargestellt, die den Roman damals weltweit zu einer feministischen Kampfansage machte. Doch die Serie, bei deren Entwicklung Schriftstellerin und Filmemacherin Chris Kraus als Beraterin tätig war, geht über den Text hinaus. Es gibt neue Charaktere, neue Handlungsbögen und Nebenstränge. Im Fokus bleibt jedoch die liebende, die sich verzehrende Chris. Als sie und Dick sich (endlich!) in der achten Episode auf sexueller Ebene näherkommen und betrunken übereinander herfallen, führt Dick seine Finger in ihre Vagina ein. Er zieht seine Finger heraus, beide betrachten sie, denn sie sind blutig. Er schaut auf seine Hand, nicht direkt angewidert, Chris hält sie fest und fragt: »Was ist das? Moment, was ist das?« Sie fragt sich, ob ihre Periode zu früh oder zu spät dran sei. Dick indessen verliert das Interesse, geht ins Badezimmer und wäscht sich die Hände, betrachtet sich im Spiegel, lässt Chris kaum bekleidet zurück. Während er das Blut abwäscht, ruft sie zweimal nach ihm, was er hört, jedoch nicht erwidert. Chris zieht sich inzwischen seine Boxershorts an, ihre Cowboystiefel, setzt sich seinen Hut auf und verlässt sein Haus. Er ruft nun nach ihr, doch sie geht bereits durch die weite Landschaft von Texas. Die Sonne geht gerade auf. Dabei rinnt ihr unaufhörlich in einer sichtbaren Bahn das Blut am Oberschenkel entlang. Damit endet die Serienstaffel. Im Voice Over erklärt Chris, dass sie ihm noch einen letzten Brief schreiben wird. Die Loslösung.

Die britisch-amerikanische Koproduktion *I May Destroy You* (2020) von Michaela Coel thematisiert auf sensationelle Weise sexuelle Übergriffe und geht auf die reale Erfahrung eines solchen zurück. Coel setzt sich seither nicht nur für den Schutz von Autor*innen ein, sondern erlangte mit ihrer Serie zu Recht internationale Aufmerksamkeit. Dabei gibt es zwei hinreißend schöne Menstruationsszenen. In Episode drei befinden sich die Hauptfigur Arabella und ihre Freundin Terry in Italien. Blick ins Badezimmer: Arabella sitzt auf der Toilette und klebt sich eine Binde in die Unterhose, während Terry sich schminkt, die beiden plaudern über die bevorstehende Nacht – und nicht über die Menstruation. Kurze Zeit später tanzt Arabella im Club; ihr Minirock ist etwas hochgerutscht, sodass wir ihre Unterhose mit den Bindenflügeln sehen können. Das wiederum ist nur eine kleine Nebenszene von wenigen Sekunden. Die wichtigste Menstruationsbegebenheit kommt im letzten Drittel der Episode. Arabella nimmt ihren Drogendealer Biagio mit nach Hause. Er scheint sie zu mögen, ein süßer Flirt. Sie fangen an rumzumachen. Doch dann erinnert sich Arabella an ihre Menstruation:

»Mist!«
»Alles in Ordnung?«
»Ich habe meine Periode.«
»Das macht nichts.«
»Doch. Ich hab das noch nie gemacht. Während meiner Periode. Mit jemandem, der weiß, dass ich sie habe.«
»Einmal ist immer das erste Mal.«
»Nein, ist es nicht. Ich blute immer stark.«

Sie steht vom Sofa auf und nimmt ihn dann doch mit ins Bett. Schnitt. Arabella liegt auf dem Rücken, unter ihr ein weißes Handtuch, Biagio beugt sich über sie, streichelt ihren Körper, führt seine Finger in ihre Vagina ein. Kurze Unterbrechung. Er fragt: »Kann ich das rausnehmen?« Sie antwortet: »Oh ja, ja.« Die Kameraführung ist in diesem Fall bemerkenswert. Wir sehen beide auf dem Bett liegen. Die Kamera befindet sich zu Arabellas Linken auf dem Bett, während Biagio mit der rechten Hand den blutigen Tampon aus der Vagina (nicht im Bild) zieht und ihn gut sichtbar auf dem Nachtkasten ablegt. Beide sind in dieser Situation pragmatisch und ohne Ekel. Er fasst sie erneut an. Erneute Unterbrechung. Er fragt: »Oh, was ist das?« Sie setzt sich auf, schaut auf seine Hand und antwortet: »Oh, das ist ein Blutgerinnsel.« »Oh«, erwidert er interessiert und durchaus neugierig. »So was hab ich noch nie gesehen«, sagt er noch, während er das Blutgerinnsel zwischen ihnen aufs Handtuch legt und anfasst: »Oh, so weich.« Aber es geht noch weiter. »Kannst du spüren, wenn es rauskommt?«, fragt er, hebt es auf, nun voll im Bild zu sehen, und schaut es sich ganz genau an. Arabella ist davon völlig irritiert und zieht sich an. Biagio und Arabella verlassen das Schlafzimmer und schauen sich den Sonnenaufgang am Strand an.

Obwohl beide Sexszenen im Morgengrauen enden, unterscheiden sie sich signifikant in der (männlichen) Reaktion auf die Blutung. Als ich *I May Destroy You* zum ersten Mal sah, war ich von dieser Episode so überrascht und über diese Inszenierung so glücklich, dass ich direkt meine Freundinnen anrief und ihnen aufgeregt den Plot erzählte. Sex ist chaotisch. Die Menstruation ist es auch. Manchmal kommt sie in einem solchen Moment, manchmal vergessen wir sie, manchmal teilen wir uns das Bett mit einer anderen Person dabei. Sie ist banal und gewöhnlich. Wie es auch der Umgang mit ihr sein sollte. Diese entspannte, unaufgeregte Darstellung erscheint mir wegweisend.

Kommen wir zu meiner letzten Lieblingsperiodenszene. Die hat nämlich nichts mit Sex zu tun, sondern mit Humor. In der erst unabhängigen und dann von Comedy Central eingekauften US-amerikanischen Sitcom *Broad City* (2014–2018) zeigen Ilana Glazer und Abbi Jacobsen zwei nach ihren Vornamen benannte jüdische Freundinnen zwischen Hedonismus, Aufwachsen und Beruf. Die beiden Serienmacherinnen spielen zugleich die Hauptrolle, so wie es auch Michaela Coel als Arabella tut.

Im Finale der dritten Staffel (2016), die aus zwei Episoden besteht, verreisen Ilana und Abbi. Bei der Flughafenkontrolle in Folge neun bindet Ilana ihr Hemd von der Hüfte und ein sehr großer, auffälliger Blutfleck wird sichtbar. Abbi reagiert darauf sofort »Oh verdammt, Ilana! Du hast einen Blutfleck.« Ilana erklärt, dass es sich um den Fleck einer alten Blutung handelt und dass sie Gras schmuggelt. Damit sie sich keiner weiteren Kontrolle unterziehen muss, falls der Drogenhund auf sie anspringt (was auch sofort passiert), trägt sie in diesem Fall ihre »Periodenhose«. Es funktioniert: Der Hund wird vom peinlich berührten Officer weggezerrt, während er an ihr schnüffelt, und Abbi kommentiert das Ganze mit: »Mensch! Wir sollten echt ein Geschäftsmodell aus Periodenhosen machen!« Ein schöner Bezug zur *Höhle der Löwen* und unnötigen Erfindungen. Was Ilana Glazer und Abbi Jacobsen in ihrer Serie gelingt, ist eine witzige, humorvolle und unverkrampfte Auseinandersetzung mit dem Leben zwei junger Frauen in einer Metropole, zu dem eben auch die Periode gehört.

Der wohl bekannteste Menstruationsfilm ist der US-amerikanische Horrorfilm *Carrie* (1976) von Brian de Palma, der auf dem gleichnamigen Roman von Stephen King basiert. Die 16-jährige Carrie White wird von ihren Mitschüler*innen sowieso schon gemobbt, doch als sie nach dem Sportunterricht in der Dusche auch noch von ihrer Menarche überrascht wird, beginnt die fatale (Film-)Entwicklung. Carries ultrareligiöse Mutter sieht in diesem körperlichen Prozess Beweise für eine Sündhaftigkeit ihrer Tochter und sperrt sie ein. Nun entwickelt Carrie telekinetische Fähigkeiten, um sich zu wehren. Der Wendepunkt ist die berühmte Szene beim Abschlussball, in der Carrie ein übler Streich gespielt wird: Zunächst scheint Carrie zur Ballkönigin gewählt worden zu sein, dann aber wird sie mit einem Eimer Schweineblut übergossen. Carrie, die ihre Demütigung nicht mehr ertragen kann, riegelt durch ihre Kräfte die Halle hermetisch ab, dann tötet sie ihre Lehrer*innen und Mitschüler*innen auf brutale Weise. Versuche, sie zu ermorden, missglücken, ein brutaler Amoklauf spielt sich ab. Zu Hause folgt die Hinrichtung ihrer Mutter, und letztendlich stirbt auch Carrie. Das Ende lässt jedoch offen, ob sie tatsächlich tot ist. Dieser Film nutzt die Menstruation als Vehikel. Aber er tat dies zu einer Zeit, in der es für Aufsehen sorgte.

Explosiv war auch eine andere Auseinandersetzung mit der Periode im Fernsehen. Genauer gesagt ging es um einen Text, in dem die Menstruation ausführlich vorkommt. In der 43. Ausgabe des *Literarischen Quartetts* (1996) hat der Kritiker Marcel Reich-Ranicki den Debütroman *Verführungen* der bis dahin als Dramatikerin bekannten österreichischen Schriftstellerin Marlene Streeruwitz auf denkwürdige Weise besprochen. Anwesend in dieser Sendung sind neben ihm Sigrid Löffler, die das Buch mitgebracht hat, Hellmuth Karasek und Hajo Steinert als Gast. Löffler beschreibt die Romanhandlung (junge Frau, alleinerziehend, frisch verlassen, aber hoffnungsvoll, Angst vor Scheidung und sozialem Abstieg). Nach Kommentaren von Karasek und Steinert steigt Reich-Ranicki ein: »Frau Löffler, Sie sagten, das Buch stelle die Banalität des Lebens dar. Ich glaube, das ist eine treffende Beobachtung. Die Frage ist nur, muss ich Bücher lesen, die auf Hunderten von Seiten die Banalität des Lebens darstellen?« Und dann:

> Es ist wahr, dass es eine ganz katastrophale Situation ist, wenn ein Mann eine Frau schwängert, kann er dann, ob er verheiratet ist oder nicht, nach Buenos Aires fliegen oder nach Madrid und nie wieder kommen. Und alles Leid, allen

> Kummer hat die Frau. Das hat leider Gottes die Natur so eingerichtet. [...] Bitte nehmen Sie mir nicht übel, dass ich mir erlaube, darauf hinzuweisen. Diese Autorin sagt immer wieder, was für furchtbaren Kummer sie mit der Menstruation hat. Entweder bleibt sie aus, oder sie kommt, oder im falschen Augenblick, oder sie weiß nicht, warum sie ausbleibt und Ähnliches. [...] Ich möchte Sie auf etwas aufmerksam machen, Frau Löffler, nehmen Sie mir es nicht übel. Die Menstruation ist nicht ein Werk der männlich dominierten Gesellschaft.

Nun hat sich Marcel Reich-Ranicki schon einmal sehr aufgebracht über die Beschreibung einer Menstruation empört. Der in die Literaturkritik eingegangene Satz: »Wen interessiert, was die Frau denkt, was sie fühlt, während sie menstruiert? Das ist keine Literatur – das ist ein Verbrechen« fiel bereits 1977 bei den Klagenfurter Literaturtagen. Im Wettbewerb um den Ingeborg-Bachmann-Preis verriss er den Text der Autorin Karin Struck, mit der er Streeruwitz in der Sendung vergleicht. Ist eine Künstlerin, die sich mit minderwertigen Themen befasst, auch eine minderwertige Künstlerin?

In Jeanette Wintersons Roman *Written On The Body* (1992) geht es um eine Person, die mit verschiedenen Frauen zusammen ist und sich letztlich in Louise verliebt. In diesem Text über Leidenschaft, Beziehungsmodelle, Abhängigkeiten, Schmerz, Trauer und nicht zuletzt um die große Liebe gibt es zwei schöne Verweise auf die Menstruation, die beiläufig auftauchen, dabei aber sehr poetisch sind. Gleich am Anfang schildert der oder die Ich-Erzähler*in (die Geschlechtsidentität bleibt ungeklärt), wie sie oder er mit einer anderen Person ins Hotelzimmer zurückkehrt. In der Übersetzung von Stefanie Schaffer-de Vries *Auf den Körper geschrieben* (1993) heißt es: »In Mietzimmern von Brighton bis Bangkok passt die Bettdecke nie zum Teppich, und die Handtücher sind zu dünn. Ich legte eines unter dich, um das Laken zu schonen. Du hast geblutet.« Die Stelle ist deshalb so gut (und so elegant), weil sie viel offenlegt, ohne dezidiert auszuformulieren, was eigentlich geschieht. Das angesprochene Du ist im Besitz einer Vagina, die blutet, und es kam wohl zum Geschlechtsverkehr. Und offenbar wurden auch 1992 bereits Handtücher untergelegt. Dieses Element mag ich besonders, da nicht wenige Periodenprodukthersteller teure Menstruationshandtücher anpreisen, als sei dies eine erstaunliche Neuerfindung. In einem späteren Abschnitt heißt es: »Wenn sie blutet, verändern die vertrauten Gerüche ihre Farbe. An diesen Tagen ist Eisen in ihrer Seele. Sie riecht wie ein Gewehr.« Wie riecht die geliebte Person? Wie lange tragen wir diese Gerüche mit uns herum? Winterson, sowieso eine herausragende Schriftstellerin, beschreibt in so einer schönen Einfachheit eine durch die Menstruation verursachte Veränderung, wie sie mir bis dahin nicht untergekommen ist.

Eine (erste) prominente Beschreibung der Menstruation findet sich übrigens in *Ulysses* (1922) von James Joyce. Das als pornografisch eingestufte und skandalisierte Werk brach nicht nur mit der Tradition der auktorialen Erzählinstanz, sondern spottete auch über die misogyne Gesellschaft (und völlig banale Darstellungen weiblicher Figuren in der Literatur). Nicht nur kommen explizite Geschlechtsakte vor, sondern der Protagonist Leopold Bloom denkt darin auch über die Zyklen seiner Ehefrau und seiner Tochter (Molly und Milly) nach.

Während Marcel Reich-Ranicki bei den Bachmanntagen die Relevanz der Menstruation in der Literatur anzweifelte, waren an anderen Orten Künstlerinnen dabei, sich genau damit auseinanderzusetzen. Die feministischen Bewegungen der 1960er und 1970er Jahre brachten die Themen der Aktivist*innen auch in die Kunst – und zwar in jede mögliche Sparte. Judy Chicago zeigte 1971 auf dem Bild *Red Flag* erstmals in der westlichen zeitgenössischen Kunst einen blutigen Tampon, der aus einer Vagina gezogen wird. Im Zentrum der Fotolithografie befindet sich eine Hand, die gerade am Faden zieht, der Tampon ist schon fast vollständig draußen. Vulva und Schenkel sind schwarzweiß, das Blut rot, die Beine gespreizt. Ein nicht sexualisierter Akt. Ein Jahr später präsentierte sie die Installation und das Abbild *Menstruation Bathroom*, einen mit Menstruationsprodukten überquellenden Mülleimer in einem Badezimmer. Ein Befreiungsschlag. Die Weiblichkeit als Körpererfahrung, als Grundlage der Kunstproduktion. Die Vulva, die Brüste, die Körperflüssigkeiten drängen in die Öffentlichkeit, in die Wahrnehmung, in die Rezeption.

Die Menstruation wurde Teil von Performances, das Blut zum Arbeitsmaterial. Sie wurde auf Leinwänden, Fotografien im Bewegtbild, in Texten und Stücken verhandelt. Und noch immer hat sie die Kraft zu verstören. Wie kann das sein? Gloria Steinem publizierte den Text *If Men Could Menstruate* bereits 1978. Shigeko Kubota sagt in ihrer Arbeit *Video Poem* (1968–1976): »Ich, eine Frau, fühle, ich blute, also bin ich.« Carolee Schneemanns Performance *Interior Scroll* (1975), ihre Arbeit *BLOODWORK DIARY* (1972), Judy Clarks *Menstruation* (1973), Catherine Elwes' *Menstruation I* und *Menstruation II* (1979) kamen hinzu. Nicht zu vergessen sind Marina Abramović, Gina Pane, Ana Mendieta. Haben zeitgenössische Künstler*innen noch etwas Neues zur Menstruation beizutragen?

Vielleicht nicht etwas grundsätzlich Neues, eher eine erweiterte Perspektive. In der Frauenbewegung der 1960er und 1970er und der feministischen zweiten Welle ging es erstmals darum, laut zu sein, sich den Platz zu nehmen, der Frauen lange Zeit verwehrt wurde. So wie es die Tamponhersteller heute verkünden: *loud and proud.* Tracy Emin, Amy Jenkins, Shilpa Gupta, Allyson Mitchell und andere denken die zentralen Fragen weiter: Sie beziehen nun Perspektiven auf soziokulturelle Umfelder, Genderperformances und das Hinterfragen heteronormativer Konstrukte mit ein.

Als die Schriftstellerin und Künstlerin Rupi Kaur 2015 ein Foto auf Instagram veröffentlichte, auf dem eine Frau mit dem Rücken zu den Betrachter*innen auf einem Bett liegt und gut sichtbar einen Blutfleck im Schritt hat, wurde das Foto als anstößig kategorisiert und von der Plattform entfernt. Ein Aufschrei folgte. Joana Vasconcelos hat aus 25 000 Tampons einen gigantischen Kronleuchter *The Bride* (2001–2005) gebaut, der bei manchen ihrer Ausstellungen nicht gezeigt werden darf. Agnes van Dijk hat Kleider aus Binden hergestellt (2014), Walter Raes ein Oberteil aus Tampons (2008) gefertigt. Yves Saint Laurent designte 1965 ebenfalls ein Tamponkleid, allerdings aus Versehen. Das gestrickte Brautensemble *Cocoon* sieht zwar aus wie ein Tampon, sollte aber nicht damit in Verbindung gebracht werden.

Die Vagina-Monologe von Eve Ensler wurden 1996 uraufgeführt und 1998 im Original, 2000 in deutscher Übersetzung veröffentlicht. 2019 gewann *Period. End of Sentence* von Rayka Zehtabchi den Academy Award für den besten Dokumentarkurzfilm. Und das ist noch nicht genug. Denn es hat sich noch immer nicht genug verändert. Wirklich weitergekommen werden wir erst sein, wenn wir die Gesellschaft nachhaltig verändert haben. Die Künste sind ein Element. Sie schaffen es, auf die Schwachstellen hinzuweisen.

Welche Kunstwerke jeglicher Sparte kennen Sie, die eine Blutung thematisieren?

Schluss

Noch eine Anekdote zum Ende.

Eine Person vergaß einen Tampon auf dem Waschbeckenrand. Kurz danach erhielt sie ein Foto davon von einem Mitbewohner. Die angehängte Frage lautete: »Ist das dein Ernst?« Sie schämte sich. Es war keine Absicht gewesen. Dann fiel ihr ein: Seine Pisseflecken (er weigert sich, beim Pinkeln zu sitzen) werden nicht in Frage gestellt.

Die Auseinandersetzung mit der Periode (und das lässt sich auf die Vulva, auf die Sexualität, auf die Schönheit übertragen) zeigt, dass sich die Geschichte ihrer kulturellen, gesellschaftlichen und sozialen Bewertung ständig neu- und umschreiben lässt. Der weibliche Orgasmus erlebte bereits Hochphasen des Interesses, ehe er wieder aus den Büchern verschwand. So wie auch weibliche Künstlerinnen und weibliche Intellektuelle. Dieser Umstand macht Hoffnung und ist zugleich eine Warnung. Erkämpfte Rechte sind genauso wenig immerwährend wie tief eingeschriebene Stigmata. Aber während die einen dauerhaft zu verteidigen sind, müssen die anderen mit der gleichen feministischen Energie dauerhaft bekämpft werden. Das fordert Kraft. Aufmerksamkeit. Hingabe. Ein bestimmtes Maß an Leidens- und Liebesfähigkeit. Sichtbarkeit erzwingen,

Raum einnehmen. Dabei gibt es so unfassbar viele Leerstellen, die noch gefüllt, Seiten, die noch beschrieben, Strukturen, die noch verändert werden müssen. Zyklus- und Kreisbewegungen. Ein Trendthema. Kapitalistische Marktstrukturen. Das plötzliche Interesse. Während ich diesen Text schrieb, bekam ich sieben Anfragen, öffentlich über die Menstruation zu sprechen. Warum jetzt? Hat sich etwas verändert, oder lässt es sich gerade gut verkaufen?

Warum haben Sie dieses Buch gelesen?

Wir werden es irgendwann herausgefunden haben.

Bis dahin wünsche ich allen, die es betrifft, *happy bleeding*.

Lektüretipps

Criado-Perez, Caroline: Unsichtbare Frauen. Wie eine von Daten beherrschte Welt die Hälfte der Bevölkerung ignoriert. München 2020.

Didion, Joan: Das Jahr des magischen Denkens. Berlin 2006.

Haushofer, Marlen: Die Wand. Berlin 2004.

Hill, Maisie: Superpower Periode. Wie Sie Ihren Zyklus richtig verstehen und seinen Rhythmus für sich nutzen. Kirchzarten 2022.

–: Superpower für die Wechseljahre. So lassen Sie sich von den hormonellen Veränderungen in der Zeit vor der letzten Periode nicht in den Wahnsinn treiben. Kirchzarten 2022.

Okamoto, Nadya: Period Power: A Manifesto for the Menstrual Movement. New York 2018.

Quint, Chella: Period Positivity. Endlich Schluss mit den Tabus! Hier erfährst du alles über Menstruation, Zyklus und Co. München 2022.

Steinem, Gloria: If Men Could Menstruate. In: Ms. Magazine. Oktober 1978. S. 151 f. https://www.tandfonline.com/doi/full/10.1080/23293691.2019.1619050.

Strömquist, Liv: Der Ursprung der Welt. Berlin 2017.

Weiss-Wolf, Jennifer: Periods Gone Public. Taking a Stand for Menstrual Equity. New York 2019.

Winterson, Jeanette: Auf den Körper geschrieben. Zürich 2020.